7 semanas para emagrecer, mudar o pensamento e a vida!

CARO LEITOR,

Queremos saber sua opinião sobre nossos livros.
Após a leitura, curta-nos no facebook/editoragentebr,
siga-nos no Twitter @EditoraGente e visite-nos no site
www.editoragente.com.br.
Cadastre-se e contribua com sugestões, críticas ou elogios.

Boa leitura!

MIND DETOX

Dra. Liliane Oppermann

7 semanas para emagrecer, mudar o pensamento e a vida!

Gente editora

Diretora
Rosely Boschini

Gerente Editorial
Rosângela de Araujo Pinheiro Barbosa

Assistente Editorial
Natália Mori Marques

Controle de Produção
Karina Groschitz

Preparação
Geisa Oliveira

Capa
Sense Design

Imagens de capa
tokur/iStock by Getty Images
Alphaspirit/Dreamstime

Projeto gráfico e Diagramação
Join Bureau

Ilustrações
Projetado por Freepik

Revisão
Vero Verbo Serviços Editoriais

Impressão
Intergraf

Rua Pedro Soares de Almeida, 114,
São Paulo, SP – CEP 05029-030
Telefone: (11) 3670-2500
Site: http://www.editoragente.com.br
E-mail: gente@editoragente.com.br

Dados Internacionais de Catalogação na Publicação (CIP)
Angélica Ilacqua CRB-8/7057

Oppermann, Liliane
7 semanas para emagrecer, mudar o pensamento e a vida! / Liliane Oppermann. – São Paulo : Editora Gente, 2017.
192 p.

ISBN 978-85-452-0189-2

1. Saúde 2. Bem-estar 3. Alimentação – Saúde 4. Emagrecimento I. Título

17-1009 CDD-613

Índices para catálogo sistemático:
1. Saúde e bem-estar 613

Dedico este livro a todas as pessoas que sofrem ou já sofreram com a obesidade e a todas aquelas que já perderam entes queridos para doenças decorrentes da obesidade.

Agradecimentos

Agradeço aos meus pacientes, grandes professores da experiência, que me ensinam trazendo suas formas de sentir e vivenciar a relação com a comida, com o peso e com as dificuldades do dia a dia. Ao meu marido Ednelson, que não só me incentivou na profissão e nos estudos, como também me ajudou sendo um pai presente para minhas filhas, tanto no passado quanto nos dias de hoje, de modo que eu seguisse meu caminho tranquilamente. Aos meus pais, em especial minha mãe Rita de Cássia, que além de me dar a vida, foi a primeira pessoa a me chamar a atenção para a maneira como eu me alimentava, o que de certa forma criou meu interesse por um estilo de vida saudável. Às minhas filhas Luiza, Lívia e Lara, por compreenderem a minha ausência para a conclusão deste projeto, assim como pela inspiração que vem do amor materno, que faz com que eu queira transformar o planeta em um lugar mais feliz para se viver. A Ângela, babá de minhas filhas, que esteve ao lado delas enquanto eu me dedicava ao livro com serenidade. A toda a minha equipe do Spa & Clínica Opper Life Mind Detox por vestir a camisa do programa Mind Detox, vivenciando-o em seus lares, e também incentivando nossos pacientes a fazerem o mesmo, mantendo-se firmes e focados em seus sonhos. Por fim, agradeço a Deus pelo dom de acreditar em um mundo melhor e pela dádiva de poder cuidar de seres humanos.

Sumário

Prefácio

Quase sempre é possível encontrar grupos de pessoas conversando sobre alimentação e falando do quanto é difícil manter-se magro. Durante as dietas, essas pessoas até perdem o peso que gostariam, mas, na maioria dos casos, não conseguem manter-se dentro dele depois do clássico período de privação. Muitos já disseram que o segredo é transformar a dieta em um estilo de vida, em algo que não seja temporário. Porém, isso parece muito difícil para muita gente.

Em meu trabalho como coach e ministrante do Método CIS®, tenho acompanhado diversos alunos que estabelecem o emagrecimento como um de seus principais objetivos na área de saúde. Embora muitos pensem que se trata muito mais de uma questão estética, a obesidade, infelizmente, é um problema de saúde pública contra o qual é preciso lutar. Todos os envolvidos precisam assumir sua responsabilidade por esse estado.

É preciso parar de acusar e apontar os outros, ou fatores externos, como culpados por tudo de ruim que você vive e entender que só você pode transformar sua trajetória. A doutora Liliane Oppermann é uma médica nutróloga que tomou para si a nobre missão de ajudar pessoas nessa cruzada. Ela trabalha com o propósito de levá-las a mudar primeiro a forma de pensar, para então mudarem a realidade, única estratégia que, de fato, é eficaz para que o objetivo se cumpra. As mudanças precisam ocorrer internamente para depois se manifestarem no exterior.

Com sua metodologia inovadora, na qual ajuda as pessoas a aplicarem ferramentas de autocoaching, Liliane tem ajudado um grande público a conseguir algo muito maior que o emagrecimento: a saúde, a autoestima e, consequentemente, uma vida mais longeva com qualidade. A mudança verdadeira de pensamento é algo fundamental nessa estratégia.

As pessoas precisam parar de dar desculpas e assumir o papel de protagonistas da própria história. Esse processo permitirá que alcancem uma comunicação de amor e partam para a ação no intuito de transformar a própria vida – e provavelmente a de todos ao seu redor. É impressionante o poder que temos: quando começamos a mudar, criamos uma espécie de ciclo virtuoso de ações que só vão aumentando a velocidade rumo ao nosso objetivo.

De forma simples e didática, aqui você poderá fazer o reconhecimento sincero da sua realidade, tomar real consciência de si mesmo. A partir disso, poderá traçar um novo mapa para chegar aonde quiser. Esta é uma obra cuja leitura é imprescindível para todos que querem ter uma vida mais saudável para poder viver melhor, e não apenas para "estar" mais bonito ou dentro de determinados padrões. A doutora Liliane o levará a uma escolha possível, positiva e libertadora, basta que você esteja disposto a praticá-la!

Boa leitura!

Paulo Vieira

Master Coach e PhD em coaching pela Florida Christian University, Presidente da Febracis, criador do Método CIS® e autor do livro best-seller *O poder da ação*.

Introdução

Ainda que a maioria dos médicos escolha suas especialidades depois de conhecer as diferentes áreas da Medicina durante a faculdade, minha relação com a Nutrologia vem da infância. Como era uma criança gordinha e tinha uma irmã bem magrinha, com peso e altura abaixo do normal para a idade, as comparações eram inevitáveis. Quando eu tinha por volta de 8 anos, houve uma situação que me marcou. Com o intuito de auxiliar minha irmã a engordar, minha mãe estava preparando um shake cor-de-rosa, lançado na época. O nome do produto até remetia à sustância, ou seja, vigor. Perguntei se poderia provar um também. Fazendo analogia à mistura, ela respondeu que dessa forma eu assustaria o povo na rua! Sorte ou azar? Como adoro as analogias, gostaria de compartilhar uma com vocês (a primeira de muitas ao longo do livro!) para falar do episódio.

Um menino pobre, na China, muitos anos atrás, ganhou um potrinho. Sem dinheiro para comprar nenhum animal, o vizinho comentou com o pai do garoto: "seu filho tem sorte!". O menino cuidou com zelo do animal, que, no entanto, um dia fugiu. Dessa vez, o comentário do vizinho foi: "que azar tem o seu filho!". Para surpresa de todos, o potro retornou à aldeia, acompanhado de uma manada selvagem. O menino, que já havia se tornado um rapaz, conseguiu cercá-los e ficar com todos. Você imagina qual foi a observação do vizinho, não? Quando estava treinando um dos cavalos, porém, o rapaz caiu e quebrou uma perna. Dias depois, o reino onde viviam declarou guerra a outro país. O jovem não foi convocado, porque estava machucado. "Seu filho tem sorte mesmo!", completou o vizinho. O pai, porém, sabia que, fosse sorte ou azar, só o tempo poderia dizer. O que parece ruim num momento pode ser bom no futuro.[1]

Há quem possa julgar minha mãe pelo comentário "infeliz". Hoje, porém, vejo que o alerta – que, sim, foi feito com amor – serviu para me fazer pensar sobre o assunto pela primeira vez. Eu era uma criança habituada a elogios, todos diziam que eu era linda e inteligente, e a crítica recebida me mostrou a realidade de que não somos perfeitos. Somente na adolescência, entretanto, comecei a me aprofundar no assunto. Embora nunca tenha sido obesa, os poucos quilos a mais me traziam sofrimento. Até porque, como posso avaliar hoje em decorrência da experiência profissional, o incômodo da pessoa que está acima do peso não é proporcional aos quilos que ela tem de perder. Matriculei-me, então, em uma academia (e nunca mais parei!), comprei livros e revistas de dieta e, aos poucos, passei a me alimentar melhor. Assim, quando fui aprovada no vestibular, em 1997, já sabia que gostaria de estudar os processos do emagrecimento.

Ao longo de minha carreira, conheci a Medicina Integrativa, abordagem orientada para um sentido mais amplo, que envolve corpo, mente e espírito, prática ainda não reconhecida pelo Conselho Federal de Medicina, mas que em virtude dos bons resultados obtidos internacionalmente

---

1. RIBEIRO, L. *O sucesso não acontece por acaso*. Rio de Janeiro: Objetiva, 2000.

deve se tornar uma especialidade médica com o tempo aqui também. Além do comentário materno, outro *mindset* que voltou minha atenção para o assunto, anos depois, foi a saúde de meu marido. Aos 30 anos, ele sofria de artrite reumatoide e tomava corticoides para amenizar os sintomas. Na época, eu estudava a especialidade de Nutrologia e Bioquímica no Brasil e queria ajudá-lo a se curar. Ao substituir uma alimentação à base de carne e comidas industrializadas por um cardápio com muito peixe, oleaginosos, aveia, azeite de oliva, frutas e verduras de baixo índice glicêmico, além da ingestão de suplementos nutricionais voltados para sua doença, ele se tornou outra pessoa, em quatro meses. O episódio me deu a convicção de que eu estava no caminho certo ao optar por uma Medicina diferenciada, dedicada à cura e, principalmente, à prevenção de doenças por meio dos alimentos. Agradeço a Deus, todos os dias, pela oportunidade de ajudar as pessoas a se tornarem a melhor versão de si mesmas.

Como sempre gostei de dar entrevistas e participar de programas de TV a fim de propagar minhas ideias sobre saúde e alimentação natural, pacientes e fãs começaram a me cobrar para que escrevesse o livro. Além disso, na busca pelo meu crescimento profissional e espiritual, deparei-me com diversos livros que me impulsionaram a seguir adiante. Aliás, foi por causa de um deles que deixei o interior de São Paulo, em 2008, para abrir minha clínica na capital.[2] Espero que minhas ideias também possam contagiar os outros! Quem sabe ele não se torna o seu *mindset*? A inspiração para este livro, em especial, veio de uma conversa informal com familiares sobre a obra *Os Seis Chapéus do Pensamento*, do médico e psicólogo maltês Edward De Bono, que desenvolveu um sistema para debater ideias (cada uma representada por um chapéu de cor diferente) de maneira mais organizada, rápida e

---

2. O livro era o *Tudo ou Nada*, de Roberto Shinyashiki.

produtiva. Com isso em mente, criei um método para divulgar os resultados da minha pesquisa em consultório no decorrer da carreira. No lugar dos chapéus do pensamento, dividi os tópicos em semanas (cada uma recebeu um capítulo especial), acrescentando ainda uma sétima etapa. Cada semana traz à tona diferentes aspectos, que o farão refletir sobre a importância das mudanças no dia a dia para viver mais e melhor. Você verá que conquistar a forma ideal é apenas uma consequência de todo esse processo, não o objetivo principal. Na primeira delas, convido-o a colocar os seus números no papel (peso, medidas, colesterol etc.) para sabermos realmente o que precisa mudar. É um recorte do seu momento atual. Não tenha medo de encará-los, eles vão ser o seu GPS neste *mind detox*. Afinal, precisamos saber onde estamos para descobrir aonde queremos chegar, não é? Na segunda semana, vamos falar um pouco das renúncias e dos adversários que fazem parte dessa transformação pessoal, enquanto, na terceira, de como encontrar "armas" e alternativas para contorná-los com criatividade. Na semana seguinte, vamos abordar um fator essencial para você alcançar suas metas: a autoestima. Ela é o combustível que vai fazê-lo batalhar pelos seus sonhos. Na quinta, o tema é a alimentação saudável. Se na primeira semana está o ponto de partida, na quinta estará o de chegada. Você vai adorar saber tudo o que os alimentos podem fazer pelo seu bem-estar. Já o sexto capítulo faz um ultimato para você deixar a sua zona de conforto. Não se preocupe! Vamos muni-lo de ferramentas (como o coaching, a programação neurolinguística e o *mindful eating*) para ajudá-lo nessa travessia. Por fim, trataremos da manutenção dos seus objetivos, com foco no conceito de melhoria contínua. Você vai aprender a permanecer no ápice de tudo o que conquistou. O emagrecimento é apenas o caminho e não o destino final, como vou mostrar adiante.

Na difícil tarefa de auxiliar os pacientes não apenas a perder peso, mas para ganhar saúde, sempre busquei alternativas para oferecer de "bônus" o fundamental, isto é, a qualidade de vida. Uma vez que 90% das causas da obesidade estão relacionadas com os maus hábitos (como alimentação desequilibrada e sedentarismo), e não com questões físicas e genéticas, percebi com o tempo que deveria mudar a abordagem. Quem me conhece de perto – ou me segue nas redes sociais – sabe que tenho um discurso congruente com a prática. Quem me acompanha percebe o esforço que faço para procurar ser um exemplo, acima de tudo, para pacientes e seguidores, pois entendo a responsabilidade que isso traz. A ideia deste livro não é substituir o profissional de saúde, é claro, e sim fazer com que você gerencie as recomendações do seu médico ou nutricionista de maneira eficiente, por meio de ferramentas motivacionais. Tenho esperança de que meu trabalho possa, aliás, abrir a mente de muitos profissionais da área, tanto no Brasil como em outros países cujos índices de obesidade não param de crescer. E que esses profissionais passem a atuar em busca da mudança de pensamento e da qualidade de vida dos pacientes. Por essa razão, atualmente, estou desenvolvendo cursos com base neste método, com o selo *mind detox*.

Por sinal, sou adepta da Regra 80/20, padrão descoberto no século XIX, pelo economista italiano Vilfredo Pareto (1848-1923), e que se tornou conhecido como Princípio de Pareto. De acordo com a proposição,[3] a minoria das causas, fatores ou esforços, em geral, ocasiona a maioria dos resultados. Na prática, significa que 80% do que realizamos em nosso trabalho, por exemplo, resulta de 20% do tempo que investimos nele. Essa proporção pode ser observada em diversas áreas, dos negócios à educação. Assim, é possível que 20% de suas ações venham a ser responsáveis por 80% do sucesso no alcance de suas metas, sejam

---

3. Fonte: KOCH, R. *O princípio 80/20*. São Paulo: Gutenberg, 2015.

elas emagrecer, ganhar massa muscular, seja normalizar o colesterol total, entre outras.

Às tradicionais advertências para melhorar a qualidade do cardápio e praticar mais atividades físicas, sugiro que você acrescente este *mind detox*, uma nova maneira de pensar e de se relacionar com a comida. De quebra, no final do livro, você vai encontrar uma lista com receitas saudáveis para saborear com prazer e sem culpa.

Boa leitura e bom apetite!

Capítulo 1

Um círculo vicioso

Os homens perdem a saúde para juntar dinheiro, depois perdem dinheiro para recuperar a saúde. Por pensarem ansiosamente no futuro, esquecem-se do presente, de modo que não vivem nem no presente, nem no futuro. Vivem como se nunca fossem morrer, e morrem como se nunca tivessem vivido.

Jim Brown

Você, possivelmente, já deve ter lido a citação do escritor inglês Jim Brown (1923-2002), erroneamente atribuída ao Dalai Lama, na internet. Seja em memes, vídeos ou artigos de autoajuda, a frase retirada do texto *Uma entrevista com Deus*, que jamais chegou a ser publicado, resume o estilo de vida do homem moderno. Em outras palavras, *workaholic*, consumista, sedentário. Alguém que trabalha muito para sustentar um padrão de vida baseado no consumo, em que parecer importa mais do que ser. Assim, tem pouco tempo para outros interesses que não as obrigações diárias. Ócio criativo? Nem pensar. A moda é estar ocupado, sempre. Ao passo que a qualidade de vida se esvai e, aos poucos, a disposição também. Mesmo que deteste o trabalho, jamais pensa em largá-lo, porque tem contas demais a pagar. Além disso, não pode se desfazer do plano de saúde caríssimo. Afinal, como vai tratar aquela dor horrível na coluna, consequência de passar o dia inteiro sentado? Em contrapartida, gasta cada vez mais para compensar as frustrações dessa rotina extenuante. E assim, sucessivamente, um dia após o outro. Alguém se identifica?

Esse círculo vicioso, em minha opinião, é sustentado pela economia. Para você ter uma ideia, a indústria farmacêutica faturou 85 bilhões de reais no Brasil, em 2016, ou 13% a mais do que no ano anterior, apesar da crise.[4] Os líderes em faturamento foram os analgésicos e antipiréticos, seguidos pelos antidepressivos e reguladores do colesterol. A saúde, em compensação, não gera lucro, uma vez que se autossustenta. Como assim? É simples. Uma pessoa saudável não gasta com remédios. Se estiver razoavelmente satisfeita com seu trabalho e suas relações pessoais, "pior ainda", consome menos. A indústria alimentícia – que faturou 614 bilhões de reais, em 2016, de acordo com a Associação Brasileira das Indústrias da Alimentação (Abia)[5] – também desempenha seu papel. Paralelamente, propagandas com gente jovem e bonita comendo e bebendo *junk food* trazem mensagens subliminares de que esse tipo de comida só faz bem. Fiquei chocada, recentemente, ao ver um comercial de uma marca famosa de chocolate que era

---

4. Vendas da indústria farmacêutica crescem 13,1% em 2016, diz Interfarma. *G1. Globo. com*. 20 de janeiro de 2017. Disponível em: <http://g1.globo.com/economia/noticia/receita-com-vendas-de-remedios-cresce-131-em-2016-diz-interfarma.ghtml>. Acesso em: 12 jun. de 2017.

5. Abia divulga balanço do setor de alimentos e bebidas. *Abia*. 6 de fevereiro de 2017. Disponível em: <http://www.abia.org.br/vsn/tmp_2.aspx?id=319>. Acesso em: 12 jun. 2017.

apresentado como aquele que "mata a fome". Não é preciso ser nutróloga – como sou – para saber que, na verdade, acontece o contrário. Explico rapidamente: cada alimento que ingerimos tem uma capacidade específica de interferência no nível de açúcar do sangue, característica chamada índice glicêmico (IG). Seguindo uma escala que vai até 100, os campeões são os ricos em carboidrato, farinha branca e açúcar refinado. Quando você come algo com IG alto, como o produto em questão, os níveis de açúcar do organismo sobem rapidamente, forçando o seu pâncreas a produzir mais insulina (hormônio responsável por transportar e controlar a glicose). A insulina cumpre sua função e reduz os níveis de açúcar prontamente, deixando no organismo a sensação de falta de energia e de fome – de novo. Isso, é claro, faz com que você "tenha" de comer algo com IG alto, na sequência. Ou seja, o dito chocolate favorece tanto a fome real como a fome nutricional. Em contrapartida, os alimentos encontrados à disposição na natureza são baratos e nutritivos. Portanto, do ponto de vista dos negócios, um corpo saudável física e mentalmente "vale" menos, porque gasta menos. Ao fazer escolhas erradas, o ser humano está colocando uma corda no próprio pescoço, pendurando-a na árvore das grandes corporações.

Uma das consequências do dia a dia em um ambiente de excessos são pessoas cada vez mais obesas. Você já observou que em fotos antigas, como aquelas que contemplam pessoas circulando nas ruas do centro de São Paulo ou com suas famílias em poses sérias, dificilmente encontramos pessoas obesas? Os padrões de beleza não eram tão exigentes (e inatingíveis!) quanto os atuais, como observamos nas revistas femininas antes da era Twiggy.[6] Mesmo assim, a maioria das pessoas se mantinha naturalmente magra. Será que todos passavam fome? A abundância de comida que existe hoje, de fato, não tem precedentes na

---

6. Modelo britânica que fez sucesso nos anos 1960 com um estilo andrógino e sem curvas.

história da humanidade. Ao facilitar os processos de conservação, a evolução tecnológica tornou os alimentos cada vez mais variados e disponíveis, possibilitando o crescimento das grandes cidades. No entanto, a fome ainda existe, porém por razões econômicas, uma vez que o planeta produz alimento suficiente para toda a população humana.[7] A resposta mais provável, então, seria que as pessoas comiam mais alimentos "de verdade" e *in natura* (e, consequentemente, menos calóricos). Além disso, eram mais ativas, tendo em vista que a vida exigia maior esforço físico. Lavar a roupa, cozinhar, ir para o trabalho: essas e outras tarefas corriqueiras demandavam um gasto de energia e de tempo que atualmente podem ser ocupados com outras funções (em geral, o trabalho!). Não é à toa, portanto, que os índices de obesidade tenham crescido no mundo inteiro, em todas as classes sociais, tanto que a Organização Mundial da Saúde (OMS) classifica a obesidade em epidemia global do século XXI.

Em 2013, a OMS apresentou um Plano de Ação Global para Prevenção e Controle de Doenças Crônicas, do qual participaram os 194 Estados membros que fazem parte da instituição, entre eles o Brasil. O documento propôs nove metas[8] que devem ser cumpridas até 2020, com o intuito de frear essas doenças, que constituem um problema de saúde pública e que comprometem o desenvolvimento econômico e social. As propostas são diretas, o que não significa que sejam fáceis de cumprir:

---

7. VELLOSO, Rodrigo. "Comida é tudo". *Revista SuperInteressante*. 31 de outubro de 2016. Disponível em: <http://super.abril.com.br/saude/comida-e-tudo/>. Acesso em: 9 jun. 2017.

8. *Global Action Plan for The Prevention and Control of Noncommunicable Diseases*, 2013-2020. World Health Organisation. Disponível em: <http://apps.who.int/iris/bitstream/10665/94384/1/9789241506236eng.pdf?ua=1>. Acesso em: 9 jun. 2017.

1) reduzir em 25% o risco de mortes prematuras por doenças não transmissíveis (doenças cardiovasculares, câncer, diabetes, doenças crônicas respiratórias);
2) diminuir em, pelo menos, 10% o consumo nocivo de álcool;
3) reduzir em 10% o sedentarismo;
4) diminuir em 30% o consumo médio de sal/sódio pela população;
5) reduzir em 30% os índices de uso do tabaco em pessoas com mais de 15 anos;
6) diminuir em 25% a prevalência de hipertensão arterial e conter a prevalência de pressão arterial elevada;
7) garantir que 80% das tecnologias básicas e dos medicamentos necessários para o tratamento das principais doenças não transmissíveis estejam sempre disponíveis em instalações públicas e privadas;
8) garantir que, pelo menos, 50% das pessoas elegíveis recebam terapia com drogas e aconselhamento para prevenir ataques cardíacos e derrames;
9) e, como era de esperar, frear o aumento dos casos de diabetes e obesidade.

Alguns especialistas da área de saúde, recentemente, levantaram a hipótese de que a geração atual de crianças seria a primeira a viver menos do que a dos próprios pais, por causa do estilo de vida. A afirmação tem razão de ser, sobretudo se considerarmos que hábitos que favorecem o surgimento de doenças como diabetes e hipertensão, comumente associadas ao envelhecimento, começam a ser criados ainda na infância. Não raro, essas doenças também são diagnosticadas em crianças e jovens, hoje em dia. Uma pesquisa realizada nos Estados

Unidos[9] com adolescentes na faixa dos 13 anos com sobrepeso e obesidade, em 2008, constatou que o estado das carótidas (artérias que levam o sangue ao coração e ao cérebro) era semelhante ao de adultos de 45 anos! Entretanto, estatísticas comprovam que, ao menos até agora, a longevidade do ser humano continua aumentando. No Brasil, de 1940 a 2015, a expectativa da população para ambos os sexos, de acordo com o Instituto Brasileiro de Geografia e Estatística (IBGE),[10] passou de 45,5 anos para 75,5 anos – ou seja, um acréscimo de três décadas. A questão principal, para mim, não é quanto tempo vamos viver, e sim de que forma vamos ou queremos viver. Presos a uma cama, com dor e sob o efeito de medicações que prolonguem a nossa existência, ou independentes, saudáveis e dispostos para aproveitar o tempo da maneira que melhor nos agrade, descansando ou (ainda) produzindo?

Apesar disso, o que observo é um grande silêncio em relação à prevenção, a base que deve ser construída no presente para um futuro com qualidade de vida. As pessoas acreditam que *saúde* seja somente o oposto de *doença* e, por esse motivo, os holofotes se voltam para a eliminação dos sintomas. Quer um exemplo? No fim de cada comercial de medicamentos, há um anúncio que alerta para a importância de consultar um médico caso os sintomas da doença persistam. Entendo que a mensagem seja obrigatória (lei nº 9.294/1996), com o intuito de evitar a automedicação, mas também concluo que o paciente pode resolver o problema sozinho. Por que ele (que não tem tempo para nada!) buscaria ajuda de um profissional, se pode se curar quase por magia

---

9. *Critical to the Health of our Chidren: Missouri's Actions for Adressing Childdhood Obesity*. Disponível em: <http://extension.missouri.edu/mocan/OC2015/ChildhoodObesityReportCSC.pdf>. Acesso em: 9 jun. 2017.

10. Expectativa de vida no Brasil sobe para 75,5 anos em 2015. *Portal Brasil*. 1º de dezembro de 2016. Disponível em: <http://www.brasil.gov.br/governo/2016/12/expectativa-de-vida-no-brasil-sobe-para-75-5-anos-em-2015>. Acesso em: 12 jun. 2017.

com uma pílula? Existem até remédios para dor de cabeça que se apresentam como "melhores amigos", com apelidos que remetem a nomes femininos. Acontece que, ao postergar a ida ao médico, mais complicações podem surgir – e essa conduta é bem mais lucrativa para a indústria farmacêutica. O problema é que uma dor de cabeça recorrente pode estar por trás de diversas doenças. Sem querer alarmar, mas só para citar uma delas, talvez seja o início de um acidente vascular cerebral (AVC), que acomete inúmeras mulheres na faixa dos 30 anos. Se, em vez de investigar o sintoma por meio de uma tomografia, ele for eliminado pela ingestão desses mágicos medicamentos, o coágulo tem a chance de se expandir e piorar o quadro. De modo que esse círculo vicioso, no qual cuidar da saúde é sinônimo de tomar remédios, mantém-se por anos a fio.

Alívio imediato

Para amenizar os desconfortos, tanto do corpo como da mente, que fazem parte da rotina, a comida se transformou em um alívio eficaz. Depois de um dia atribulado, você chega em casa cansado. A primeira coisa em que pensa, então, é comer algo bem gostoso (geralmente um doce, gorduroso e calórico) para "compensar", certo? A explicação está no cérebro. Desde a época de nossos antepassados, que viviam nas cavernas, o prazer tem uma função central na formação do órgão que comanda a vida. Ao longo da evolução da espécie, ele tornou-se decisivo para a nossa sobrevivência (sentimos prazer, aliás, para procriar, não é?). Contudo, o mesmo mecanismo também está por trás de vícios, como a ciência já provou.[11] Como bem resumido no livro *Prato sujo – Como a*

---

11. BLOOM, Paul. *How Pleasure Works: The New Science of Why We Like What We Like.* Nova York: W.W. Norton & Company, 2011.

indústria manipula os alimentos para viciar você (2013), da jornalista Marcia Kedouk, desde que o mundo é mundo, o cérebro humano se prostitui em troca de calorias. Quando o homem ainda não sabia estocar comida, a saída que a natureza encontrou foi guardar qualquer caloria excedente em forma de gordura no próprio corpo. Assim, em períodos de pouca caça, ele poderia recorrer a essas reservas internas. Uma alternativa inteligente foi gravar em sua memória que os alimentos mais energéticos eram os mais doces. E tem mais, para garantir que estes se tornassem os preferidos, o cérebro desenvolveu um centro de recompensa eficiente. Logo, toda vez que se come algo calórico, essa região cerebral libera uma descarga de dopamina, substância ligada à sensação de (adivinhe!) prazer e bem-estar. Como o que sentimos é tão bom, a vontade é de repetir mais e mais (o que, em alguns casos, pode até levar ao vício). Alguns fabricantes de alimentos sabem muito bem disso, tanto que adicionam diversos produtos químicos que tornam as comidas processadas mais atraentes para o cérebro (por serem calóricos) e para o paladar (por serem doces e gordurosos). Isso sem contar que, com o tempo, deseducam o paladar, que tende a se habituar a esses aditivos. Assim, como o açúcar natural (e relativamente suave) da fruta pode competir com uma barra de chocolate?

Agora você já sabe por que razão há horas em que só um docinho salva! Não significa, porém, que deve usar essa explicação como desculpa. "Comer emoções" é um dos caminhos para a obesidade (e para todos os problemas de saúde que a condição traz). Costumo dizer que as piores emoções são aquelas "degustadas" com mais frequência, sejam sentimentos que não conseguimos expressar, sejam frustrações, sejam decepções, tanto na vida pessoal como na profissional. Uma vez não resolvidos, nossos problemas acabam sendo contornados com a comida. Se há algo que engolimos, no sentido figurado, e que não mata a fome de jeito nenhum, são os "sapos"! E quem age dessa forma o faz justamente porque não consegue colocar para fora o que pensa. Por isso, para garantir que a boca continue ocupada, enche-a com comida. Quando um alimento fica entalado na garganta, bebemos água para fazê-lo descer. Se for um "sapo", porém, usamos comida, e aquilo que se deixou de falar/sentir/lidar prossegue sem solução.

Capítulo 2

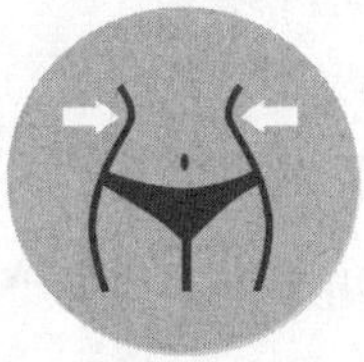

Em busca do corpo "ideal"

Os padrões de beleza tendem a mudar conforme a época e a cultura. Em 2015, a equipe do site de variedades *BuzzFeed* fez um vídeo que ilustrou bem isso, apresentando estruturas físicas distintas que fizeram sucesso no decorrer da história da humanidade, do antigo Egito ao século XXI.[1] Enquanto, na Grécia antiga, um corpo forte, com pernas grossas e cintura larga, era o sonho das mulheres, na era vitoriana elas tinham de apertar a silhueta em *corsets* minúsculos. Hoje, no Ocidente, ser bela significa ter um corpo de aspecto atlético, com peito e bumbum salientes e barriga chapada. E não há como fugir desse modelo. Todos os dias, somos bombardeados com imagens de corpos jovens e sarados na TV, nas revistas, na internet, o que tende a gerar um descontentamento geral com a própria imagem. Um incômodo, aliás, que começa cada vez mais cedo no sexo feminino. Um levantamento feito pelo IBGE com meninas de idade entre 13 e 15 anos revelou que uma em cada

1. "Women's Ideal Body Types Throughout History". *BuzzFeedVideo*. Disponível em: <https://www.youtube.com/watch?v=XrpOzJZuOa4>. Acesso em: 12 jun. 2017.

cinco se imagina gorda ou muito gorda – entre as quais 30% já lançou mão de algum método para tentar emagrecer.[2]

A indústria da beleza, obviamente, lucra com isso. Pessoas insatisfeitas, como disse, são melhores consumidores. Nesse caso, estarão sempre em busca de fórmulas mágicas para atingir o corpo "ideal". De acordo com a Euromonitor International, empresa mundial de pesquisa e estratégia para mercados consumidores, o Brasil é o terceiro maior mercado consumidor do setor de higiene pessoal e perfumaria, atrás apenas dos Estados Unidos e da China.[3] Aqui incluem-se gastos com produtos para cabelo, rosto e corpo, entre outros cosméticos. Você também se deixa seduzir por um hidratante que promete maravilhas, mesmo que ele custe os olhos da cara? Pois saiba que não está só. De acordo com uma pesquisa do Serviço de Proteção ao Crédito (SPC Brasil), feita com consumidores de ambos os sexos e de todas as classes sociais, 66% dos brasileiros acreditam que cuidar da beleza é uma necessidade e não um luxo.[4] Quando o assunto é cirurgia plástica, outra vez estamos entre os primeiros colocados. Chegamos a ocupar o primeiro lugar, em 2013, mas fomos ultrapassados pelos Estados Unidos, recentemente, e agora somos o segundo do ranking entre os países que mais fazem procedimentos desse tipo – só em 2015, ano do último levantamento da Sociedade Internacional de Cirurgia Plástica Estética (ISAPS, na sigla em inglês), foram 1,22 milhões em solo nacional!

---

2. Pesquisa Nacional de Saúde Escolar (PeNSE). *IBGE*. 26 de agosto de 2016. Disponível em: <http://saladeimprensa.ibge.gov.br/noticias?view=noticia&id=1&idnoticia=3240>. Acesso em: 13 jun. 2017.

3. Segundo ABIHPEC, setor de higiene fatura mais de R$ 100 bi. *Exame.com*. 28 de novembro de 2016. Disponível em: <http://exame.abril.com.br/negocios/dino/segundo-abihpec-setor-de-higiene-fatura-mais-de-r-100-bi-shtml/>. Acesso em: 13 jun. 2017.

4. Sete em cada dez brasileiros acreditam que gastos com beleza são uma necessidade e não um luxo, aponta pesquisa. *SPC Brasil*. 23 de junho de 2016. Disponível em: <https://www.spcbrasil.org.br/pesquisas/pesquisa/1666>. Acesso em: 13 jun. 2017.

Está tudo bem em querer ser bonito (ou bonita), ainda que esse conceito seja bastante subjetivo. Até porque, como diz o ditado, a beleza está nos olhos de quem vê! Contudo, é preciso entender que, em primeiro lugar, existem diferentes tipos de corpo, e, por isso, nem todas as pessoas se igualam àquelas dos editoriais de moda. Isso sem falar que os corpos ditos perfeitos podem ter suas imagens retocadas com softwares especializados. Se a aparência da modelo no comercial de maquiagem atende ao padrão esperado, não raro ela pode ser bem diferente na realidade, ao vivo e em cores. Como aconteceu com a atriz Kate Winslet na capa da revista *Vogue* norte-americana, em novembro de 2013. As modificações foram tantas que, apesar de ter 38 anos na época, Kate apareceu totalmente sem rugas, o que causou certo furor entre seus fãs e na própria atriz. Tanto que, dois anos depois, ao firmar um contrato com a gigante de cosméticos L'Oréal, ela exigiu uma cláusula que proibia o uso de retoques em suas imagens.

Meu objetivo, aqui, não é desmerecer o trabalho de nenhuma celebridade – você pode até se inspirar nas inúmeras musas fitness que existem por aí, se quiser. Desejo apenas chamar a atenção para essa diversidade natural dos seres humanos. Vamos usar como exemplo a übermodel Gisele Bündchen, que todos conhecem bem. De acordo com a aparência morfológica, termo usado pela Medicina para descrever os biótipos mais comuns, ela é classificada de longilínea. Isto é, alta e magra, com os membros mais compridos que o tronco. Já um indivíduo baixo e forte, em cujo corpo os membros prevalecem, é chamado de brevilíneo, enquanto aquele de proporções intermediárias entre esses dois biótipos é normolíneo. Como é impossível modificar essa característica, se você nasceu com o perfil normolíneo, não importa a dieta e o treino que siga, jamais terá o corpo de Gisele. A não ser com a ajuda do Photoshop, é claro! A concentração de gordura em determinadas partes do corpo, como a região do quadril, é outra característica herdada. Por isso, algumas pessoas apresentam a cintura fina, ao passo que outras, o abdome mais "encorpado". Uns têm as coxas finas, e outros, grossas, e assim por diante. Exceto por meios estéticos, com procedimentos como lipoescultura, implante ou enxerto, esses traços também não mudam.

Os sabotadores da sua dieta

Na busca, às vezes insana, pelo corpo perfeito, as pessoas fazem qualquer negócio. A começar por tentar emagrecer a todo custo e, o que é pior, sem orientação médica. Muitas conseguem e, no entanto, os efeitos duram pouco. Segundo pesquisa da OMS, realizada no final dos anos 1990, 95% dos obesos que fazem dieta para emagrecer apresentam dificuldade para manter o corpo mais magro e voltam a engordar.[5] Falarei mais sobre o tema no Capítulo 9, no qual apresentarei alguns casos de pessoas que seguiram diferentes tipos de dieta e, apesar de seu comprometimento, nem sempre foram bem-sucedidas em seus objetivos. O que gostaria de enfatizar agora, porém, são os fatores que sabotam o emagrecimento de modo geral.

Para começar, vamos falar sobre os aspectos externos, que talvez sejam mais fáceis de reconhecer. Muitos métodos de emagrecimento falham por falta de direção e planejamento. Senão, vejamos. De tempos em tempos, surge uma dieta da moda. Seja na TV, nas redes sociais ou no salão de beleza, você eventualmente acaba ouvindo histórias de pessoas que a adotaram com "força, foco e fé". E se pergunta: "por que não?", desistindo depois de algumas semanas, talvez dias. Pode ser que a culpa não seja sua, porque se o programa proposto não atendia às necessidades diárias, dificilmente seu organismo conseguiria acompanhá-lo sem

---

5. "Obesity Epidemic Puts Millions at Risk from Related Diseases". *Organização Mundial da Saúde*. Press release 46, 12 de junho de 1997.

prejuízos ao corpo. Como a natureza é sábia, o cérebro (lembra-se dele?) provavelmente venceu a batalha, mais uma vez. Por isso, digo que o direcionamento de um profissional especializado é fundamental. Ele vai ajudá-lo a descobrir o que funciona e, sobretudo, o que não funciona no seu caso. E, por consequência, evitar a frustração de mais uma dieta que deu errado. Outro ponto no qual ele pode fazer a diferença é o planejamento. Após decidir qual método é ideal para você, chega a hora de pensar no dia a dia, ou seja, a dieta na prática. No seu local de trabalho, há opções saudáveis para o lanche da tarde ou é melhor levar um na bolsa? Já possui todos os ingredientes para o cardápio da semana em casa ou é preciso ir à feira e/ou ao supermercado? Vai preparar as refeições todos os dias ou terá de congelar algumas? Esses são apenas alguns dos itens a ser programados com o intuito de obter resultados definitivos.

Existem, também, questões internas que se tornam obstáculos para o emagrecimento com saúde. A principal tem tudo a ver com o estilo de vida moderno: a pressa. Na correria diária, quem consegue prestar atenção no que e quanto está comendo? O mais comum é engolir tudo rapidamente, com os olhos no celular e a cabeça nos próximos compromissos. Ou, ainda, esquecer-se de comer por causa da agenda cheia, emendando uma tarefa após a outra. Ao se dar conta disso, você está esfomeado, desidratado e estressado, tríade perfeita para o organismo acreditar que com um brigadeiro, ou um doce preferido, tudo será resolvido. Nesse contexto, perde-se a atenção no objetivo final em troca de uma satisfação momentânea. Em virtude de uma rotina caótica, em que os dias passam voando, porque quase ninguém, de fato, vive no presente, você pode se comportar como uma pessoa atrelada a um vício: sabe que não está bem e que precisa mudar e, no entanto, busca o prazer imediato, ainda que isso vá lhe custar caro mais adiante.

Por fim, você mesmo pode sabotar a dieta, o que não tem a ver exatamente com "força de vontade". Acontece que, de modo inconsciente, manter-se obeso pode ser um benefício para muitas pessoas. Uma das funções da gordura, de fato, é proteger o corpo: serve de reserva de energia e mantém a temperatura. Contudo, ela acaba se tornando um escudo, novamente no sentido figurado. Há situações em que, por exemplo, mulheres que passaram por traumas como abuso sexual se tornam obesas para evitar qualquer tipo de atração. E outras para fugir da inveja das colegas de trabalho, uma vez que as gordinhas costumam ser vistas como "gente boa". Também existem homens que mantêm os quilos a mais por razões parecidas, ou seja, para passar despercebidos. Dessa forma, movidos pelo machismo interno, acreditam que não vão chamar atenção de outras mulheres e, portanto, serão fiéis às companheiras sem grande esforço. Enfim, são muitos os caminhos que o inconsciente utiliza para se preservar dos próprios fantasmas.

O resultado dessa batalha contra os sabotadores externos ou internos – e contra si mesmo – é o famoso *efeito sanfona* ou rebote, como você já sabe. Pois tanto quanto o fole de um acordeão ou uma bola durante um jogo, os quilos vão e vêm entre uma dieta e outra. Porque não adianta fazer dieta sem passar por uma reeducação alimentar, o que é bem diferente de restringir certos grupos de alimentos. Quando você ignora os verdadeiros motivos que provocam os quilos extras na balança (alimentação desequilibrada, sedentarismo, insatisfações pessoais, entre outros), lidando só com os sinais, tende a engordar novamente ao interromper a dieta. A causa, afinal, continuará ali. Do ponto de vista bioquímico, torna-se cada vez mais difícil emagrecer dessa forma. Uma vez que o cérebro interpreta as restrições de alimentos como um sinal de perigo para o organismo (mecanismo que tem origem em nossos antepassados das cavernas, lembra-se?), o corpo fará de tudo para manter-se com o maior peso que já teve: a cada dieta (ou período restritivo), você terá mais fome e o seu metabolismo ficará mais lento (ou seja, vai acumular mais gordura e gastar menos calorias). Quanto mais frequentes as oscilações de peso, maiores as dificuldades para emagrecer. Por isso, quando um paciente conta que é a primeira vez que vai fazer dieta, até brinco com ele, dizendo: "que bom, um metabolismo virgem!". O efeito sanfona também traz consequências emocionais. A cada fracasso aumenta a sensação de impotência. Há ainda outro problema, menos conhecido, que é a perda da identidade. Se uma pessoa ora está gorda, ora está magra, com o tempo ela perde a noção de quem é de verdade. Assim como o domínio sobre si.

Se você se identificou com alguma das situações anteriores (ou todas!) calma! Adiante vou apresentar alternativas para resolvê-las, do seu jeito e no seu tempo. Afinal, você pode – e deve – retomar o controle da sua vida. Algo que gosto de chamar de autogestão: depende só de você. Com a consciência de que o emagrecimento não se resume à beleza ou à moda. Porque voltar energias apenas para o exterior, sem ouvir o próprio corpo, pode levar a uma frustração atrás da outra. E a comida, nesse contexto, será usada cada vez mais como conforto. Em minha opinião, a maioria dos profissionais de saúde, infelizmente, não leva isso em conta. Com isso, só apaga incêndios, ou seja, trata apenas os sintomas. É o mesmo mecanismo do remédio para dor de cabeça que citei anteriormente. Sugere-se esse medicamento, que tira a fome, ou aquele, que queima a gordura, esquecendo-se de olhar para o indivíduo como um todo. É claro que as medidas paliativas ajudam a emagrecer, mas isso não é o suficiente. É preciso conectar-se com você e compreender os mecanismos que estão por trás do emagrecimento para manter-se saudável definitivamente. Em vez de soluções milagrosas, que tal buscar a sua verdade? A meu ver, toda transformação tem de ser respeitosa com o paciente. Sempre digo que é mais fácil incorporar bons hábitos a princípio, antes de eliminar os maus. Pois quando o paciente começa a se cuidar, praticando um esporte, por exemplo, faz melhores escolhas à mesa, bebe mais água, tem um sono mais regular...

Por fim, respeitar-se significa ater-se ao biótipo real e a uma rotina, com mudanças que podem ser sustentadas em longo prazo. Só assim você encontrará o seu corpo ideal.

Capítulo 3

Assuma sua responsabilidade (e consciência) sobre a obesidade

A obesidade tem uma definição simples nos livros médicos: doença que se caracteriza pelo acúmulo de gordura corporal. O fato geralmente ocorre quando a oferta de calorias é maior do que o gasto de energia do organismo, que armazena esse excesso em forma de gordura. No entanto, os fatores que a provocam são múltiplos. De modo geral, resultam da interação de questões genéticas, emocionais e ambientais. Alguns problemas hormonais, como o hipotireoidismo e a síndrome do ovário policístico (SOP), podem levar ao excesso de peso, além de transtornos mentais, como depressão e compulsão alimentar. A genética também pode ser responsabilizada por uma parte do problema, conforme mostram diversos estudos. É o caso de uma pesquisa feita na Inglaterra que, ao analisar dados de cem mil crianças de seis países (Reino Unido, Estados Unidos, Espanha, México, China e

Indonésia), concluiu que 40% do índice de massa corporal (IMC) de uma criança é herança dos pais, em média.[1]

Ainda que recebamos os genes de nossos pais, entretanto, são as substâncias (proteínas) que integram e sustentam as moléculas de DNA que definem a maneira como eles vão se expressar. Isto é, se vamos ou não apresentar determinadas características ao nascer. Conforme explica a dupla de médicos Deepak Chopra e Rudolph E. Tanzi, em *Supergenes* (2016), o estilo de vida de uma pessoa cria atividades genéticas boas ou ruins. Assim, as ações de nossos genes podem ser modificadas por qualquer experiência ao longo da vida. Eles justificam: "Por isso, gêmeos idênticos, apesar de terem nascido com os mesmos genes, revelam, quando adultos, expressões genéticas completamente diferentes". Um dos gêmeos pode desenvolver câncer, o outro, não. Um pode se tornar obeso, ao passo que o irmão continua magro. E não há garantias, por fim, de qual vai viver por mais tempo. De nada adianta culpar seus pais, portanto, pelos genes "ruins". Até porque classificar os genes em bons e maus configura um grande equívoco, uma vez que pressupõe a biologia como destino. A boa notícia é que podemos modificar a expressão dos genes de acordo com nossas ações, algo que a Medicina chama de epigenética. Logo, por que não colocá-los para trabalhar a nosso favor? Nesse ponto, mais uma vez concordo com Chopra e Tanzi: "Nascemos para usar os genes e não o contrário". Uma vez que as questões físicas e genéticas podem ser contornadas, nesse caso, a rotina do homem moderno – que se destaca por maus hábitos alimentares, sedentarismo, estresse e sono atribulado ou insuficiente – é

---

1. "Child Obesity '35-40%' Inherited from Parents, Study Finds". *University of Sussex Broadcast*. 27 de fevereiro de 2017. Disponível em: <http://www.sussex.ac.uk/broadcast/read/39252>. Acesso em: 15 jun. 2017.

apontada pelos especialistas como a principal causa da atual epidemia de obesidade.

Como a doença atingiu índices alarmantes nas últimas décadas, nunca se falou tanto sobre o assunto. Novas dietas, estatísticas e estudos científicos a respeito se multiplicam numa velocidade que não conseguimos acompanhar, o que gera muita confusão, como era esperado. O ovo, só para citar um exemplo clássico, era considerado inimigo da saúde, nos anos 1980, atrelado ao colesterol alto. Hoje, essa proteína faz parte do cardápio diário de inúmeros atletas, após descobrir-se que favorece tanto o crescimento como a manutenção dos músculos. Nem sempre, porém, as fontes de informação são confiáveis – e, da mesma forma que temos acesso a tanto conhecimento facilmente, nós o compartilhamos com rapidez semelhante. Isso não se reflete na prática, porém. Na dúvida do que fazer, muitas vezes não fazemos nada. Se o excesso de gordura caracteriza a obesidade corporal, para mim, o de informações gera uma "obesidade mental". Como agir diante disso? Eu recomendo o trivial: alimentação equilibrada e exercícios físicos. Eles são a base para uma vida saudável, o que está mais do que comprovado pela ciência. Portanto, evite comer isso ou aquilo apenas porque está na moda. Com dúvidas sobre o que comer, é melhor buscar fontes médicas confiáveis, tendo em mente que a resposta de cada organismo é única: ou seja, talvez eliminar a lactose da dieta não seja o ideal para você, embora tenha favorecido o emagrecimento de sua amiga, e assim por diante. Por último, gaste menos tempo tentando aprender sobre o problema e mais atuando na solução! Em vez de ficar nas redes sociais por horas a fio, para dar conta de todos os *posts* que os influenciadores que você segue compartilham, que tal sair para caminhar? Com essas medidas simples, não tem erro! Contudo, saiba que a obesidade mental é apenas a ponta do *iceberg* do problema – e pode atingir tanto gordos como magros.

Como mudar o jeito de pensar para emagrecer

Existem pessoas que, além dos quilos a mais, têm a "cabeça de gordo". Assim chamo aquelas que, em boa parte do tempo, pensam em comida (durante o almoço já vislumbram o jantar!) como se não existissem outras formas de prazer na vida. Elas podem até fazer dieta, mas engordam novamente porque não adotam outra maneira de pensar e, por consequência, de viver. São fortes candidatas ao efeito sanfona, por essa razão. Já as que possuem a "cabeça de magro" são aquelas que emagrecem e, uma vez atingido o peso ideal, acham que não têm mais de se preocupar com o que comem. Para mim, ambas estão erradas. Porque mesmo as pessoas que já estão no peso ideal, caso cultivem o hábito de comer sem pensar, podem engordar diante de uma situação estressante ou, em longo prazo, por causa do metabolismo, que muda com a idade. Qual seria, então, a melhor maneira de se relacionar com a comida para ter a cabeça e o corpo saudáveis em definitivo? A resposta está na atenção plena. Também conhecida pelo termo em inglês *mindfulness*, trata-se de um tipo de meditação que se caracteriza pelo controle da atenção para o momento presente. Um estilo de vida que vale tanto para gordos como para magros, como vou mostrar a seguir.

Ao longo da evolução de nossa espécie, o cérebro aprendeu a atuar de maneira automática e com eficiência por meio dos hábitos, e não há nada de errado nisso. Do contrário, teríamos de nos lembrar, todos os dias, de realizar coisas simples e já retidas na memória, como amarrar os sapatos. O lado ruim é ceder demais ao piloto automático, sem uma consciência clara do que estamos fazendo, seja caminhar, trabalhar ou comer. "O maior perigo é que grande parte de nossa vida passe assim, sem que de fato estejamos vivendo", ensinam os autores de *Atenção plena: Mindfulness – Como encontrar a paz em um mundo frenético*

(2015), Mark Williams e Danny Penman. Nesse contexto, desenvolvi o *mind detox*, um método de emagrecimento que se baseia no conceito da atenção plena. Nos próximos capítulos, vamos trabalhar algumas dessas técnicas ao longo de sete semanas, com foco na alimentação. A intenção é fazer você mudar o seu modo de pensar – ao parar e observar como e por que está comendo naquele momento, se a fome é física ou emocional – a fim de entrar em sintonia com o seu corpo. Para tanto, a primeira medida é adquirir o que chamo de consciência alimentar.

Como vejo por aí, muitas pessoas comem sem degustar os alimentos, engolindo-os apenas. Além de estar sempre correndo, muitas vezes fazem as refeições em paralelo com outras atividades, como assistir à TV ou olhar o celular, de modo que a atenção se divide. Por isso, não me surpreendo quando um paciente chega ao consultório e me diz: "de repente, engordei dez quilos sem perceber". As pessoas estão tão desatentas consigo e desconectadas que não notam como, quanto e o que estão comendo de errado. Afinal, comer não está relacionado somente com o paladar: é preciso estar presente de verdade na refeição para satisfazer todos os sentidos, observando a aparência, o aroma, a textura e o sabor dos alimentos. Com calma e sem distrações, para perceber e respeitar a própria saciedade.

Algo que ajuda nesse processo é conhecer os grupos alimentares e como eles atuam em nosso organismo. Saber, por exemplo, que a ameixa melhora o intestino, que o chá de camomila acalma ou que a aveia prolonga a saciedade. Em outras palavras, trocar a dieta, e todas as associações negativas que a palavra traz, pela dietoterapia, isto é, pelo uso dos alimentos para nos curar (isso mesmo!) física e mentalmente. Em suma, compreender que eles podem melhorar tanto a imunidade como o metabolismo, atuando a favor de nossos objetivos – seja emagrecer, ganhar massa muscular ou sentir-se mais disposto. Já sabemos que o cérebro busca o prazer e que a comida é um jeito fácil e rápido de consegui-lo, entretanto, a partir do momento que entendermos que o alimento tem não apenas a função afetiva que lhe atribuímos, e sim nutricional, conheceremos a importância de oferecer ao nosso corpo aquilo de que ele precisa – até que esse hábito se torne tão automático quanto escovar os dentes.

Isso não significa deixar de sentir prazer com um prato de comida colorido, aromático e, é claro, gostoso. Uma vez que não podemos (nem precisamos) mudar esse mecanismo que se formou ao longo da evolução de nossa espécie, uma das alternativas para evitar a obesidade é encontrar satisfação também fora da mesa, pois, a meu ver, o prazer daquele que come exageradamente e sem perceber não está na comida, mas na sensação de preencher outros vazios além do estômago. Quando começamos a degustar a vida como um todo, no entanto, e com atenção plena, vamos deixando de comer por outras razões que não a fome. Percebemos que sentir o sangue correndo nas veias após uma corrida, a água morna escorrendo na pele ou o afago das mãos daqueles que amamos pode ser tão bom e até melhor do que apenas comer por comer. E por estarmos conscientes, no presente, seremos líderes de nós mesmos. Como diz o físico quântico Amit Goswami, referência mundial em estudos que conciliam ciência e espiritualidade: "No âmago de toda doença e de toda cura está a consciência".[2]

Uma transformação a cada semana

Este livro foi concebido com base em minha vivência como profissional de saúde, com casos reais e inspiradores de pacientes que tiveram suas identidades preservadas, obviamente. A cada uma das sete semanas (que serão divididas em capítulos), vamos tratar de um aspecto

---

2. GOSWAMI, Amit. *O Médico quântico*. São Paulo: Cultrix, 2015.

diferente relacionado com o emagrecimento, ressaltando a importância das mudanças, de dentro para fora, para que novos hábitos e novas maneiras de encarar a vida sejam introduzidos no seu dia a dia. A primeira semana é um convite para você colocar tudo às claras, no que diz respeito aos números: peso, medidas, níveis de pressão, açúcar e colesterol, entre outros. É claro que esses números não o definem como pessoa, embora sejam fundamentais para compreender o que precisa ser mudado e por quê. Na semana seguinte (não se assuste), ofereço um choque de realidade. Como em tudo na vida, temos de aceitar que há desafios que exigem renúncias – e é esse o caminho que levará aos resultados positivos que buscamos no final. No entanto, calma! Eu vou ajudá-lo a chegar lá! Na terceira semana, vamos trabalhar justamente alternativas criativas que o farão encontrar as respostas para vencer os obstáculos levantados no capítulo anterior. Assim como enxergar de que maneira suas atitudes cotidianas podem interferir nos processos dessa mudança de vida.

A quarta semana remete a um tema que é a base para qualquer tipo de transformação, a autoestima. Ali pretendo reforçar a importância do amor-próprio para que nossos sonhos saiam do papel, convidando-o a se enxergar da maneira como deveria: uma pessoa especial e única. E na quinta semana mostro a principal ferramenta para tamanha conquista, uma alimentação equilibrada. Ao detalhar as propriedades dos alimentos mais variados, pretendo fazer você não apenas se familiarizar com eles, como compreender o que cada um pode fazer pela sua saúde.

Já a sexta semana trará à luz da consciência tudo o que o impede de iniciar e seguir em frente com seu projeto de emagrecimento. Vou contar por que as dietas tradicionais estão fadadas ao fracasso. E, com base em minha experiência de *coach*, apresentarei uma nova saída para o emagrecimento duradouro, que envolve uma inovadora maneira de pensar (e, portanto, de agir): a programação neurolinguística (PNL).

Essa conscientização, acredite, será a motivação que faltava na busca pela transformação de vida que você tanto deseja. A sétima e última semana, em contrapartida, mostra o que vem depois: uma vez que o peso saudável foi conquistado, como mantê-lo? Falarei, então, das perspectivas para você dar continuidade às mudanças, contando com tudo o que aprendeu para enfrentar os próximos desafios. Em todas as semanas, apresento exercícios práticos para ajudar a refletir sobre cada proposta apresentada e a aplicar os ajustes necessários na sua rotina para alcançar o emagrecimento com saúde e em definitivo. Vamos lá?

Capítulo 4

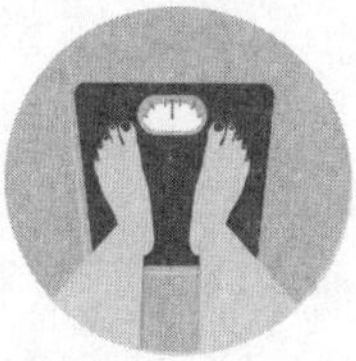

Primeira semana

Encare os números

Para começar, convido-o a colocar às claras para si mesmo a sua atual situação, ou seja, onde você está. Vamos fazer isso da maneira mais precisa possível, com foco nos números. Esqueça, por enquanto, as questões emocionais envolvidas no processo de emagrecimento. Não é hora de falar sobre quão frustrado se sentiu em experiências anteriores, ou quão ansioso está agora para mudar. Em vez disso, encare os fatos numéricos, digamos assim. Quanto você pesa? Qual a medida da sua cintura? Como está o seu colesterol? Esses são apenas alguns dos dados que proponho que você investigue, porque eles serão nosso ponto de partida. É claro que esses números não definem quem você é, nem devem ser analisados de maneira depreciativa. Entender o significado de cada um deles, porém, é a primeira atitude para compreender o que (e por quê) precisa melhorar. Muitas vezes, os pacientes fogem das consultas com medo de enfrentar esses dados e, quem sabe, a própria realidade. Lembre-se, porém, de que a Medicina (assim como todas as ferramentas que vamos mostrar) é sua aliada, e não adversária. Ok?

Muito além do número na balança

Que tal iniciar a investigação com o cálculo de um dos métodos mais utilizados para avaliar se você está acima do peso, o Índice de Massa Corporal (IMC)? A conta é simples:

$$\text{IMC} = \text{peso (em quilos)}/\text{altura}^2 \text{ (em metros)}$$

Assim, uma pessoa com 70 quilos e 1,60 metro, por exemplo, tem o IMC igual a 27,34, o que, pela tabela a seguir, representa sobrepeso. Essa medida ajuda a identificar indivíduos que apresentam riscos de comorbidades (ou seja, sintomas que podem levar a uma doença) e mortalidade em decorrência da obesidade. E, logicamente, não deve ser avaliada de modo isolado.

Classificação	IMC (kg/m^2)	Risco de comorbidades
Baixo peso	< 18,5	Baixo
Peso normal	18,5-24,9	Médio
Sobrepeso	⩾ 25	–
Pré-obeso	25,0 a 29,9	Aumentado
Obeso I	30,0 a 34,9	Moderado
Obeso II	35,0 a 39,9	Grave
Obeso III	⩾ 40,0	Muito grave

Fonte: Abeso, Diretrizes Brasileiras de Obesidade (2009-2010).

Para completar esses dados, recomendo que você faça uma bioimpedância. O exame é feito com um equipamento eletrônico que, basicamente, calcula quanto o corpo tem de gordura, músculo, água e sais minerais. O cálculo leva em conta, além da altura e do peso, a idade, o sexo e o nível de atividade física diária para apresentar a composição corporal do indivíduo como um todo. Isso é fundamental, porque, quando uma pessoa adota uma rotina com dieta e exercícios físicos, ela pode manter o peso e, mesmo assim, ter emagrecido. Pois emagrecer, vamos deixar claro, é perder gordura – e não peso! Assim, se uma pessoa com oitenta quilos perde cinco deles em gordura, mas ganha outros quatro em músculos, ela terá perdido somente um quilo. No entanto, estará mais magra em cinco quilos.

Outra avaliação corporal relevante inclui a medição das pregas cutâneas. Com um aparelho chamado plicômetro ou adipômetro, o profissional de saúde (que pode ser um médico, um nutricionista ou um educador físico, de preferência) faz uma prega na pele e afere qual é o espaço na escala. Quanto mais magra ela for, menor será o espaço medido, o que indica que há pouca gordura subcutânea. É uma boa forma de avaliar o real emagrecimento, pois ao ser exercitado o músculo cresce (tornando-se mais pesado), mas a gordura sob a pele diminui.

Você também pode usar, até em casa, a boa e velha fita métrica. Com a ajuda dela, veja quantos centímetros tem de cintura, quadril, pescoço, braço, coxa e panturrilha. Para mensurar a circunferência da cintura, passe a fita em volta do abdome na altura do umbigo. Em seguida, coloque-a sobre a parte mais larga do quadril. Para a medida da circunferência do braço, relaxe o membro e ache o ponto central (do ombro ao cotovelo), marque com uma caneta e tire a medida com a fita métrica. Já para medir a circunferência da coxa, as pernas devem estar ligeiramente afastadas e relaxadas, com o peso distribuído em ambas: a região de maior volume (mais ou menos no ponto central entre o osso do quadril e o joelho) é que deve ser mensurada. Por último, em pé, passe a fita métrica ao redor da panturrilha em sua maior proporção. Anotou tudo? Todas essas medidas, quando alteradas ou fora dos valores de referência, podem indicar risco de doenças cardiovasculares e disfunções metabólicas. Você vai precisar do auxílio de um profissional de saúde para analisá-las corretamente, é claro. No entanto, adianto aqui que quanto maior a concentração de gordura abdominal (visceral), maior o risco de desenvolvimento de doenças cardiovasculares, como pode conferir na tabela a seguir. O valor obtido da circunferência da cintura dividido pelo valor da circunferência do quadril é conhecido como Razão Cintura-Quadril (RCQ). Segundo a OMS, valores de RCQ iguais ou superiores a 0,85 para mulheres e iguais ou superiores a 0,90 para homens merecem atenção.

Risco de complicações metabólicas e a circunferência abdominal

Risco de complicações metabólicas	Circunferência abdominal (cm)	
	Homens	Mulheres
Aumentado	⩾94	⩾80
Aumentado substancialmente	⩾102	⩾88

Fonte: Abeso, Diretrizes Brasileiras de Obesidade (2009-2010).

Depois de "confrontar" os números da sua avaliação pessoal, chegou a hora de averiguar os alimentos que fazem parte do seu cardápio habitual. Você já se perguntou quantas calorias compõem a sua dieta? Ou quantas refeições você faz no dia? Ou a que horas deveria fazê-las? Um bom profissional, com base em seu estilo de vida e seus objetivos, poderá recomendar a quantidade de calorias e de refeições mais adequadas para o seu perfil. Ele saberá apontar os dados aos quais você deve se ater. Sim, porque, ainda que a dieta da artista da capa da revista o inspire, é preciso levar em consideração a sua individualidade bioquímica, ou seja, quais as necessidades nutricionais do SEU organismo. Muitos profissionais pedem, nesse caso, que o paciente faça um registro alimentar de tudo o que come. O objetivo é observar quantas vezes comemos e o que beliscamos entre as refeições. Que tal fazer esse registro por um dia? Anote tudo o que comeu, na quantidade que escolheu. Não vale só tirar foto para colocar nas redes sociais, é preciso tomar nota, nem que seja depois, ao chegar à mesa do escritório. Tem gente que jura de pés juntos que não sabe por que engorda. Na verdade, essas pessoas não estão mentindo, acontece que simplesmente não registram na memória aquela bala ou aquele cafezinho com açúcar que tomaram a mais ao longo do dia. E, ao anotar tudo o que comem, acabam se surpreendendo. Será que você vai se surpreender também?

Volte um pouco ao passado e tente se lembrar do número de vezes que tentou emagrecer (e em quanto tempo). Registre ainda quantos quilos perdeu, assim como quantos ganhou. Caso não se lembre de todas as ocasiões em que esteve de dieta, anote os fatos relevantes. Há muitas coisas que acabamos nos esquecendo pelo fato de que lembranças frustrantes nos trazem sofrimento. No entanto, elas também representam experiência! Assim, podemos usá-las a nosso favor.

Tendo em vista que estamos falando em estilo de vida, aproveite para registrar, na sequência, os números relacionados com os exercícios físicos. Quantas vezes por semana você vai à academia (ou faz qualquer atividade física)? A quantas anda a sua frequência cardíaca (quantidade de vezes em que o coração bate no período de um minuto) durante os treinos? Pretende melhorar esses dados daqui para a frente? Um educador físico pode ajudá-lo a descobrir essas informações com precisão. E, se você ainda é sedentário, agora é o momento para começar a se mexer! Para explicar melhor o porquê, vou contar a história de um querido paciente, o Roberto,[1] de 26 anos.

Alto e de olhos claros, além da boa aparência, Roberto era muito inteligente. Uma vez, quase me convenceu de que exercício físico é perda de tempo (quase!). Tinha sobrepeso encostando em obesidade e estava sempre buscando emagrecer. Quer dizer, ele ia às consultas para emagrecer, mas, no fundo, não se incomodava tanto. O IMC de 29, o histórico familiar cardíaco ou qualquer outro dado que eu apresentasse para ele pareciam não o preocupar de fato. Sinto que, no fundo, o que o motivava a ir ao consultório era o desejo de escutar da boca de um médico que ele estava ótimo. O que nunca acontecia, pois eu sabia que esses quilos a mais lhe traziam riscos e, portanto, não poderia concordar com a negligência dele. Um belo dia, no entanto, os exames de sangue do rapaz mostraram alterações. Glicemia de jejum 102 mg/dL e colesterol total de 267 mg/dL – acima dos 99 mg/dL e 200 mg/dL, respectivamente, esperados para um adulto saudável. Esse foi o calcanhar de aquiles de Roberto... E, a partir de então, o percurso dele mudou. Enquanto uns se preocupam com medidas a mais, no sentido estético, Roberto só se incomodou de verdade ao encarar o resultado do exame de sangue. Com "200 de colesterol" em mente, ele se voltou para os exercícios físicos e eliminou quatorze quilos. No entanto, com apenas quatro quilos a menos, o valor tinha voltado ao normal. Contudo, então, Roberto já havia sido picado pelo mosquito da vida saudável e foi até fácil eliminar mais dez.

Trouxe o caso do Roberto porque gostaria de reforçar a importância de descobrir, por meio de exames laboratoriais, o seu perfil lipídico. Resumidamente, trata-se das medidas dos níveis de colesterol total, de colesterol LDL (o popular "mau" colesterol), de colesterol HDL

---

1. Para preservar a identidade dos meus pacientes, todos os nomes foram trocados.

(conhecido como "bom" colesterol) e dos triglicerídeos (ou triglicérides). É claro que o resultado deve ser interpretado por um profissional de saúde. Quando esses valores apresentam alterações, dizemos que o paciente sofre de dislipidemia. Para você ter uma ideia de como o tema é grave, no Brasil, estima-se que 20% da população apresente esse distúrbio. Ao lado do perfil lipídico, outra medida importante é a pressão arterial. A classificação da pressão arterial é baseada na média aritmética de duas ou mais medidas de pressão tomadas de forma padronizada, obtidas de duas ou mais leituras (em pelo menos duas visitas ao consultório). A hipertensão pode ser classificada em primária, ou essencial, ou em secundária (quando a pressão alta crônica é consequência de outras doenças precedentes, como a obesidade). Por isso, há hipertensos que regularizam a pressão ao emagrecer, a ponto de se livrar da medicação que usavam para controlá-la.

O sono da saúde

Você já deve ter ouvido falar do sono da beleza, certo? Muitas mulheres acreditam – o que foi comprovado pela ciência – que dormir pouco ou mal traz prejuízos à pele. Aqui, gostaria de fazer um alerta sobre outro aspecto dessa necessidade fisiológica tão importante e, ao mesmo tempo, tão negligenciada nos dias de hoje: o controle do peso. Segundo uma revisão de estudos feita pela Universidade King's College[2] (Inglaterra), em 2016, pessoas que dormem menos do que sete horas por dia tendem a comer mais. Por isso, pergunto: quantas horas por noite você costuma dormir? Caso siga a média dos brasileiros, com

2. Disponível em: <http://www.kcl.ac.uk/newsevents/news/newsrecords/2016/11%20 November-/Sleep-deprivation-may-cause-people-to-eat-more-calories.aspx>. Acesso em: 28 jun. 2017.

certeza não o suficiente. De acordo com um estudo realizado pela Universidade de Michigan[3] (Estados Unidos), em 2016, dormimos em média 7 horas e 36 minutos por dia, atrás somente dos habitantes de Japão e Cingapura. Para agravar a situação, quem está obeso tem mais chances de adquirir a apneia do sono, como é chamada a pausa respiratória que aparece durante o sono, e que pode comprometer a saúde. Enfim, além de se preocupar com exercício e a dieta, quem quer emagrecer precisa atentar também à qualidade do sono.

Isso faz me lembrar de uma paciente e amiga de infância que não emagrecia de jeito nenhum. Inteligentíssima e *workaholic*, Lívia fazia tudo certinho. Preparava marmitas saudáveis para levar ao trabalho, comia de três em três horas e fazia exercícios com regularidade. A cada consulta mensal, no entanto, eu constatava que os resultados eram precários diante daquele esforço. Os exames de sangue eram impecáveis e, sinceramente, por inúmeras vezes cheguei a desconfiar que ela mentia para mim. E, quem mente para o médico mente para si mesmo. Conversa vai, conversa vem, descobri que a moça dormia de três a quatro horas, no máximo, por noite. Era um sono de péssima qualidade, como descobrimos após a realização de uma polissonografia (exame utilizado para diagnosticar distúrbios do sono). Lívia teve de passar por um processo completo de higiene do sono, que incluiu abrir mão de cursos que fazia até tarde e retirar do quarto tudo o que remetia ao trabalho. Até os tipos de música que ouvia depois de determinado horário mudaram. TV no quarto? Mais fácil eu permitir uma caixa de trufas! Então, qual não foi a surpresa dela, após um mês de mudança, no momento em que o ponteiro da balança baixou como nunca. Acho que só nesse

---

3. Disponível em: <http://ns.umich.edu/new/multimedia/videos/23822-smartphones-uncover-how-the-world-sleeps>. Acesso em: 28 jun. 2017.

dia é que ela acreditou no que eu lhe dizia e que, definitivamente, não era "conversa para boi dormir".

A obesidade em números

Acredito que o adágio de Sêneca,[4] "o homem não morre, ele se mata", seja mais verdadeiro agora do que quando foi escrito, há vinte séculos. A ciência médica tem conseguido vencer e até erradicar doenças antigas, como difteria, poliomielite e gripes. Acontece que, atualmente, a vida tende a correr mais perigo e por nossa culpa. Má alimentação, sedentarismo, cigarro e álcool são alguns dos hábitos comuns que podem afetá-la de forma direta e até reduzi-la. Por essa razão, certas doenças – como as do coração, alguns tipos de câncer e a obesidade – são chamadas "doenças de escolha". Como o nosso tema é o emagrecimento, apresento aqui alguns números que mostram os perigos relacionados com os quilos em excesso.

Já foi comprovado que a obesidade é um dos principais fatores de risco para a saúde. Ela está diretamente relacionada com complicações, como hipertensão, diabetes tipo 2, dislipidemias, apneia do sono, doenças cardiovasculares e até câncer,[5] observando-se que quanto maior o excesso de peso, maior é a gravidade das doenças.[6] É ainda considerada

---

4. Lúcio Aneu Séneca, ou Sêneca, foi um dos mais célebres advogados, escritores e intelectuais do Império Romano, falecido no ano 65 d.C.

5. CHENG, C.Y. et al. "Admixture Mapping of Obesity-Related Traits in African Americans: the Atherosclerosis Risk in Communities (Aric) Study". *Obesity* (Silver Spring), 18(3):563-72, 2010; SPELIOTES, E. K. et al. "Association Analyses of 249,796 Individuals Reveal 18 New Loci Associated with Body Mass Index". *Nat Genet*, 42(11):937-48, 2010; LUBRANO, C. et al. "Obesity and Metabolic Comorbidities: Environmental Diseases?" Oxid Med Cell Longev, 2013:640673, 2013.

6. CALLE, E. E. et al. "Body-mass Index and Mortality in a Prospective Cohort of U.S. Adults". *N Eng J Med*, 341:1097-105, 1999.

uma doença crônica, tanto pelo sofrimento que causa aos indivíduos afetados como pela geração de custos elevados aos sistemas de saúde pública. Um estudo publicado na conceituada revista médica *The Lancet* (2016)[7] mostrou que o sobrepeso e a obesidade estão ligados à redução da expectativa de vida e ao risco aumentado de morte prematura (antes dos 70 anos). Em média, pessoas com sobrepeso perdem um ano da sua expectativa de vida; e pessoas com obesidade moderada perdem três anos. Já o risco de morte prematura é tão maior quanto maior for o IMC do indivíduo.

Mesmo assim, os índices da doença continuam crescendo. Nos últimos trinta anos, de acordo com a OMS (2014), a prevalência do sobrepeso e da obesidade aumentou drasticamente, superando os índices de doenças infecciosas e a subnutrição. Estima-se que 1,3 bilhão de adultos, no mundo, apresentem sobrepeso e, desse total, cerca de 600 milhões sejam obesos, representando 13% da população mundial. O Brasil acompanha as estatísticas globais: mais da metade da população tem sobrepeso; 20% é obesa, número que, segundo o IBGE, independe da classe social ou da região do país. E a principal causa dessa crescente epidemia estaria relacionada com as mudanças no estilo de vida. Isso porque a crescente urbanização, o rápido avanço tecnológico e a disponibilidade de alimentos altamente calóricos, entre outros fatores, favorecem a redução das atividades físicas, ao passo que elevam os níveis de estresse.

Ainda que a genética tenha alguma influência na determinação do peso corporal e do acúmulo de gordura, fatores como comportamento alimentar, sedentarismo e questões psicossociais exercem um papel

---

7. "Global BMI Mortality Collaboration. Body-mass Index and all-cause Mortality: Individual -participant-data Meta-analysis of 239 Prospective Studies in Four Continents". *The Lancet*. 388(10046):776-86, 2016.

fundamental nessas características.[8] A falta de exercícios físicos, por exemplo, ainda de acordo com a OMS, causa cerca de 3,2 milhões de mortes por ano, uma vez que o sedentarismo pode influenciar no surgimento de doenças cardiovasculares, hipertensão, diabetes e alguns tipos de câncer. Espero que tantas informações o ajudem a compreender quanto ser saudável tem certo peso, bem maior do que o da balança.

Aonde você quer chegar?

A essa altura, você deve estar se perguntando: "ok, o que eu faço agora com todos esses números?". Pois bem, a partir de hoje eles serão seu GPS. Para chegar em algum lugar, seja ele qual for, você precisa antes saber o endereço onde está. Com esses dados, fica mais fácil traçar a rota para o destino final. Então, pergunto: aonde você quer chegar? Ou seja: por que você quer emagrecer, de fato?

De início, algumas pessoas respondem que buscam uma vida mais saudável. Outras, que querem ganhar autoestima. E há também aquelas que só pensam em caber novamente na antiga calça jeans. Muitas acreditam, ainda, que o emagrecimento seja a chave para a felicidade. Que, uma vez mais magras, vão encontrar a alma gêmea, ganhar uma promoção ou fazer novos amigos. E podem até usar o peso como desculpa para seus fracassos. Por isso, antes de responder, vale a pena fazer uma reflexão sobre a sua vida por meio de um exercício chamado "roda da vida". Funciona assim: divida os quatro setores principais da sua vida (pessoal, profissional, relacionamentos e qualidade de vida) em doze partes (saúde e disposição; desenvolvimento intelectual;

---

8. SPIEGELMAN, B. M.; FLIER, J. S. "Obesity and the Regulation of Energy Balance". *Cell*, 104(4):531-43, 2001; ANDHOLT, C. H.; HANSEN, T.; PEDERSEN, O. "Beyond the Fourth Wave of Genome-wide Obesity Association Studies". Nutr Diabetes, 2 e 37, 2012.

equilíbrio emocional; realização e propósito; recursos financeiros; contribuição social; família; relacionamento amoroso; vida social; criatividade, hobbies e diversão; plenitude e felicidade; espiritualidade) e dê notas de 0 a 10 para cada uma delas. Esse mapeamento serve para que você observe que talvez o seu foco esteja sobre o lugar errado. Na prática, você não vai perder peso e se manter magro se todas as áreas da sua vida não estiverem minimamente equilibradas. Não é à toa que tem gente que emagrece depois que muda de trabalho ou deixa um relacionamento abusivo, por exemplo. Logo, faça a si mesmo essas questões – isto é, descubra quais os reais motivos pelos quais você quer emagrecer – e anote as respostas ao lado dos seus números. Contudo, fique sabendo que, assim como seus dados, suas respostas também podem mudar ao longo desse processo de transformação mental.

Por fim, faça uma projeção mental do seu endereço de destino, isto é, de como sua vida seria depois que você atingisse as suas metas. É um exercício importante, para mim, pois acredito que a nossa realidade é resultado do nosso pensamento: a ação é movida pelo que pensamos, sentimos e, por consequência, fazemos. O que você sentiria uma vez que todos esses números estivessem finalmente sob o seu controle? Talvez você ficasse mais disposto. Quem sabe as dores nas costas ou nas articulações sumissem. Ou fosse mais fácil encontrar roupas nas suas lojas preferidas. Uma coisa é certa: os benefícios, certamente, iriam além do emagrecimento.

Dê uma nota de 1 a 10 para cada área da sua vida no momento presente.

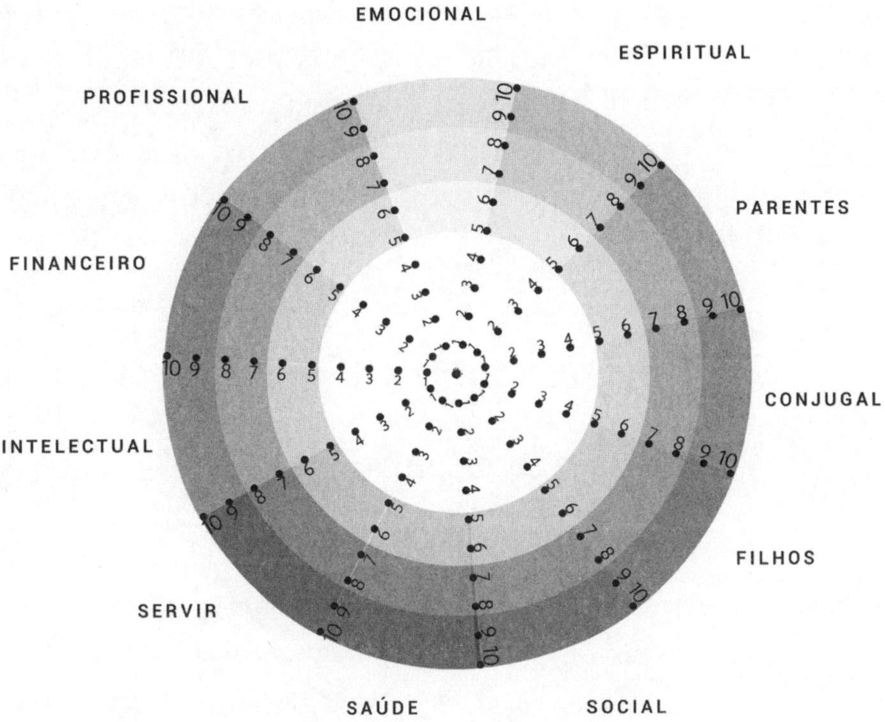

Fonte: Federação Brasileira de Coaching Integral Sistêmico (Febracis).

Dê uma nota de 1 a 10 para cada área da sua vida assim que você atingir o objetivo de perder peso ou ser mais saudável.

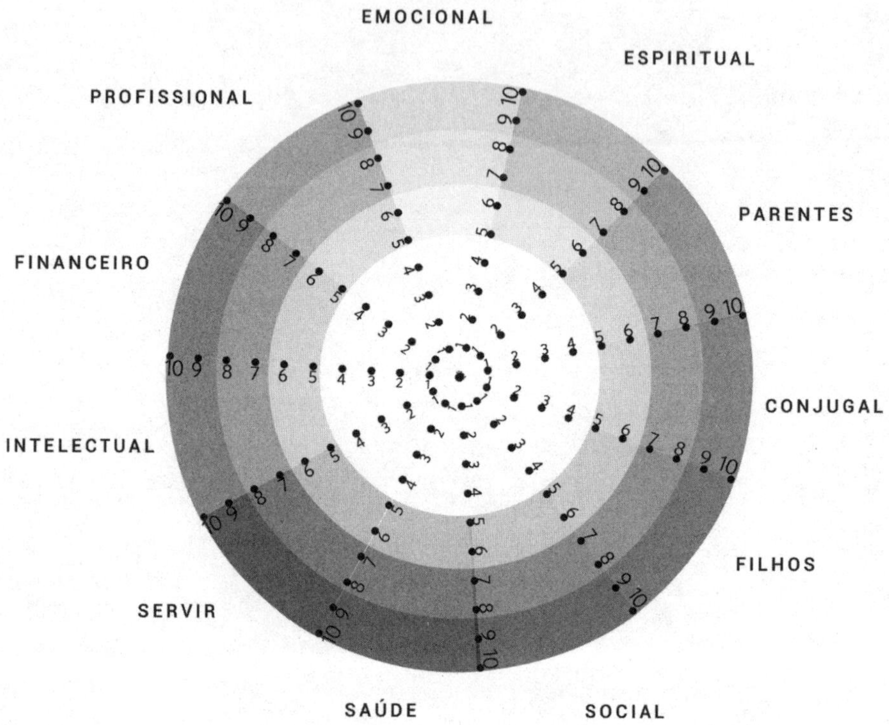

Fonte: Federação Brasileira de Coaching Integral Sistêmico (Febracis).

Surpreendentemente, a nota aumentará em muitos setores, pois com mais saúde e mais autoestima passamos a ver com outros olhos muitas áreas da vida.

Capítulo 5

Segunda semana

Conheça e enfrente os fantasmas da dificuldade

Toda decisão é também uma renúncia. Afinal, quando escolhemos uma coisa, deixamos outras de lado. Mesmo quando fizermos as escolhas mais conscientes, racionais e acertadas será assim. Seja nos hábitos diários, seja no casamento, seja no trabalho. Isso faz parte do equilíbrio da vida, os pontos positivos e negativos formam o todo da realidade. Não poderia ser diferente em relação à dieta. Por isso, a meu ver, a melhor opção para emagrecer é agir de forma estratégica, colocando no papel tudo de ruim e tudo de bom que pode acontecer em cada caminho escolhido. A ideia é que isso o ajude a manter os pés no chão e o senso de realidade sempre ligado para saber que, principalmente no início, haverá trechos bem tortuosos no caminho. Não se assuste com eles e, sobretudo, não desista ao encontrá-los!

Costumo dizer aos pacientes que a vida é como um jogo de videogame. Ela é interessante exatamente porque temos barreiras constantes para ultrapassar, etapas para superar, objetivos para conquistar, adversários para vencer. Você não ia querer jogar um game fácil demais, não é mesmo? Ele perderia sua graça rapidamente. Entretanto, definir as estratégias – que envolvem as escolhas certas! – pode fazer você chegar às próximas fases e torná-lo um jogador melhor. Dá para pensar na dieta como se ela fosse um jogo: você deve saber aonde quer chegar e ter plena consciência de quais serão seus desafios em cada fase. Vamos começar o novo jogo, então, pensando no que aconteceu nas outras vezes em que você tentou emagrecer. Liste os pontos negativos e assim ficará mais fácil enxergar essas dificuldades. Em que ponto você teve problemas? Você se prontificou a fazer uma atividade física, mas a preguiça o venceu? Você fez uma ou duas, ou dez dietas drásticas somente durante o dia e à noite atacou uma caixa de bombons?

Você saiu no sábado à noite e não escolheu um restaurante com cardápio light, do tipo saladinha, peixe com legumes e suco? Foi logo naquela cantina ótima, atacou o *couvert* de pães e pediu uma massa com molho branco, bife à milanesa, *petit gateau* de sobremesa e cafezinho com brigadeiro? Ou foi a um bar e comeu uma porção de fritas encharcadas de óleo e sal, uns bolinhos e muito chope? A verdade é que essa é uma rotina de milhares de pessoas que saem num sábado à noite; mas quando se quer mesmo emagrecer, isso acaba gerando consequências que custam caro demais ao seu organismo. Acredite, foi você quem colocou aí o volume que insiste em saltar de suas roupas. Ele é o mesmo que estava na mesa, diante de seus olhos, e você o introduziu no seu organismo, como se aquele ato não tivesse absolutamente nada a ver com a obesidade que você tanto quer combater.

Não é para ficar paranoico com os alimentos, muito pelo contrário. A ideia é ter uma relação melhor com eles e entender que o emagrecimento é um projeto com início, meio e fim. E com dificuldades, mas também ganhos. É preciso tirar da mente a ingenuidade de achar que dietas resolvem a vida para sempre e que uma semana basta para conseguir um bom resultado. Mais do que no videogame, em que se tem a vitória em um jogo virtual, o projeto de emagrecimento traz ganhos reais de mais qualidade de vida, autoestima e orgulho de si mesmo.

Ajustes do corpo

Bom, agora que você entendeu o espírito do jogador de videogame, vamos falar das armas para o combate. É muito importante estar ciente, além dos já explicados sabotadores, das armadilhas metabólicas que uma má programação de perda de peso pode lhe trazer. As armadilhas metabólicas podem ser explicadas como as maneiras com que nosso corpo reage a algumas de nossas atitudes e que fazem muito sentido para o organismo, mas não necessariamente para o que imagina nosso cérebro. Com exemplos, ficará mais fácil entender. Sabe aquela amiga que sempre seguiu um padrão alimentar, mas depois que resolveu fazer uma dieta só baseada em proteínas ou uma em que se toma muita sopa passou a ter de comer muito menos para não engordar? Ou aquela pessoa que foi para um spa, ingeriu seiscentas calorias por dia e perdeu quatro quilos em uma semana, depois de alguns meses fez o mesmo programa e perdeu só dois quilos? Na próxima vez que ela for, pode ser que não perca nada e numa seguinte é possível até que saia com mais peso.

Todos esses são ajustes metabólicos que o corpo faz para se adaptar a novas situações e são, na verdade, um mecanismo de autodefesa: o organismo entende que a realidade mudou e ajusta suas programações para viver naquele mundo de privação de nutrientes. Por isso, quanto mais drástica e rápida a dieta, maior a voracidade desse sistema interno de nos defender, como já falamos antes.

Entretanto, o exemplo mais típico é o que vou contar agora: aquele de um paciente que chega ao consultório jurando que faz a dieta direito, mas que no final do mês não perdeu nada de peso. Olhe como se deu a conversa no fim do primeiro mês de tratamento do Luiz, que foi um desses casos:

– Doutora, eu faço tudo direitinho, vou à academia, levo lanchinhos conforme você me orientou, e nada...

– Mas, Luiz, você tem certeza de que não está colocando muito azeite na salada, ou escolhendo uma fritura ou um suco calórico?

– Tenho! Fritura eu só como no fim de semana.

– Você come fritura só no fim de semana, Luiz? O que mais você faz no fim de semana?

– É, né? Ninguém é de ferro! Mas é só um pouquinho, só para acompanhar a cervejinha.

– Sei, e, por acaso, o que significa para você o fim de semana? Começa em que dia e termina quando?

– Nossa... Você está me olhando como se eu tivesse cometido um crime! Na sexta eu acordo e malho de manhã, como certinho no almoço, não é possível que não possa beber uma cervejinha e beliscar uns petisquinhos à noite!

– Ah, entendi! Quer dizer que seu fim de semana começa na sexta à noite e vai até domingo?

– Mas só até o almoço de domingo. Depois, não como mais nada, juro!

– Luiz, eu não expliquei que tem de comer de três em três horas, senão o metabolismo cai?

– É que o almoço de domingo na casa da sogra deve ter as calorias do dia inteiro de dieta. No domingo passado foi feijoada, e não deu para resistir.

Encarando o fim de semana assim, é melhor nem começar a dieta. Infelizmente, o metabolismo entende essa folga semanal ao contrário do nosso cérebro e do nosso corpo, que precisam recompor as energias. Essa folga vai fazer é uma bela bagunça na absorção dos nutrientes e pode comprometer o trabalho da semana. E não é maldade minha ou dos médicos e nutricionistas. Por isso, às vezes, é necessário um preparo psicológico antes, sobre o comportamento no período de dieta, para só depois prosseguir. É bastante difícil modificar esse pensamento, pois aproveitar o fim de semana é algo cultural, familiar, tradicional. Romper com isso pode soar como o rompimento com uma parte do que a pessoa é – e uma traição em relação aos que não precisam se abster de nada. Por exemplo, a pessoa que está em uma família de obesos pode se sentir traindo os parentes quando começa a emagrecer, especialmente se deixar de comparecer aos eventos de família para evitar comer tanto. É como se esse indivíduo travasse uma luta interna.

Fica menos dramático se, com o foco sobre a perda de peso, houver a compreensão de que o tratamento tem começo, meio e fim. Em outras palavras, se você entender que precisará se abster por um período determinado, e não por toda a sua vida. Além disso, é permitido ver os amigos, almoçar com a família etc. O que não pode é comer sem limites, como se o mundo fosse acabar. Ou seja, com a atenção plena durante a refeição, respeitando o seu plano estratégico de emagrecimento. Falo aos meus pacientes que podem ir ao churrasco, sim, porém devem comer a carne, o pão, a salada e o vinagrete nas quantidades estipuladas na programação alimentar que montamos juntos.

Outro exemplo do ajuste metabólico é aquele em que a pessoa faz dieta e exercícios de segunda a sexta-feira e chega a perder até entre um quilo e um quilo e meio no período. Se sair da dieta no fim de semana, ela ganha esse mesmo peso em decorrência do ajuste. Em outra situação, a pessoa não faz dieta, não emagrece nos dias úteis, come no fim de semana exatamente igual ao exemplo anterior, mas não engorda um grama. Conclusão: ambas não perdem peso, certo? Agora, responda-me francamente: desse modo vale a pena fazer dieta de segunda a sexta? Outra dica: comece no dia seguinte à consulta, pois sempre existirão fins de semana e você também precisará manter a rotina neles. Afinal, como diz o querido paciente Luiz, a gente não é de ferro! Aí você simplesmente faz a dieta até sexta-feira e o fim de semana pega-o de surpresa. Tudo está perdido? É claro que não. O que importa é aprender com o deslize, ver que ele é prejudicial ao projeto e mudar a atitude daí em diante.

Uma dieta mal planejada e mal acompanhada, sem objetivos e estratégias claras e adaptadas ao estilo de vida e ao metabolismo de cada um pode resultar em frustrações e fracassos, mas, em casos mais graves, pode colaborar para o desenvolvimento de transtornos alimentares. O número de pessoas, no mundo, que sofre de algum transtorno alimentar não para de crescer. A OMS estima que de 1% a 4% da população mundial seja afetada por algum problema relacionado com a alimentação.[1] Para exemplificar os transtornos que mais aparecem no consultório, citarei o caso de quatro pacientes que têm um ponto em comum: todos começaram a ter problemas quando resolveram iniciar uma dieta sem uma boa orientação.

Ana e a imagem no espelho

Quando tinha 17 anos, Ana voltou de uma viagem ao exterior pesando sessenta quilos, seis a mais do que quando saiu do Brasil. Com

1. *Prevention of Mental Disorders*. World Health Organization. Disponível em: <http://apps.who.int/iris/bitstream/10665/43027/1/924159215X_eng.pdf?ua=1>. Acesso em: 18 jun. 2017.

1,63 metro, os 54 quilos de antes eram perfeitos, ela estava saudável e satisfeita. Por isso, começou a fazer exercícios e dieta para retomar a antiga forma. Em um mês, havia perdido cinco quilos e parecia um exemplo a ser seguido; mas não se satisfez e aumentou a atividade física de uma para duas horas por dia, quatro vezes por semana, conseguindo perder mais três quilos no final do segundo mês e todos queriam saber sobre aquele resultado maravilhoso. Ana seguiu com uma dieta mais restritiva e chegou aos 49 quilos, recebendo ainda mais elogios. Ela se sentia – e parecia para os outros – um sucesso. Depois, passou a comer menos ainda e, em alguns dias, passava até quatro horas na academia se exercitando. Ao fim de quatro meses, havia chegado a 41 quilos e sua família começou a se preocupar. Ana, porém, não dava ouvidos àqueles que lhe diziam que estava muito magra: colocava a comida no prato, remexia os talheres e, quando ninguém estava olhando, jogava tudo fora, ingerindo tão pouco quanto uma rodela de tomate, uma folha de alface e água. Quando chegou aos 38 quilos, sua família a levou a um médico que a diagnosticou com anorexia nervosa, um distúrbio alimentar relacionado com a preocupação exagerada com o peso corporal, no qual a pessoa se enxerga obesa, por mais magra que esteja. Conheci Ana já com 45 quilos, depois de ela ter sido internada e de três meses fazendo psicoterapia, momento de iniciarmos os ajustes na sua alimentação. Na primeira consulta, ela falou quatro vezes que tinha medo de engordar e que achava seu culote grande, o que dá uma ideia de como é diferente o que o espelho mostra para uma pessoa com um problema sério como esse. Depois de um ano de acompanhamento, ela se mantém na faixa de 52 quilos, faz psicoterapia e tem algumas recaídas. Ana já está melhor, mas recuperar emocionalmente um paciente de anorexia nervosa é um trabalho longo, em especial a parte psicológica.

Clara e as idas ao banheiro

Clara também sempre foi magra, pesando 53 quilos para seu 1,59 metro de altura. Aos 21 anos, casou-se e, com a sua nova rotina, ganhou oito quilos em um ano. Fazia sentido: ela se exercitava pouco, trabalhava muito e não tinha horários certos. Por conta própria, resolveu fazer a "dieta do shake". Substituiu o café da manhã e o almoço por shakes, jantava normalmente e em uma semana perdeu um quilo. Na semana seguinte, perdeu somente meio quilo. Isso a deixou frustrada e ela comeu sozinha uma caixa de bombons. Junto com o efeito rebote, veio uma frustração ainda maior, acompanhada de remorso. Clara correu para o banheiro, pegou o cabo de uma escova de dente e vomitou tudo. Isso a fez se sentir leve e tranquila com sua consciência, afinal, descobrira que para não engordar era só vomitar. A estratégia começou a ficar frequente. Ela fazia dieta, emagrecia dois quilos e, quando comia algo fora do plano, vomitava. Alcançou 57 quilos, mas o problema é que recorria sempre ao cabo da escova de dente. Sentava-se à mesa com os familiares e, após as refeições, passava bons minutos dentro do banheiro. Tinha até um ritual para disfarçar: abria a torneira da pia, levava a escova na bolsa para provocar o vômito e limpar os dentes, em seguida. O marido foi o primeiro a perceber e comentar com Clara, que negou. Ele então a seguiu por outras vezes, constatando que o ato era frequente. Sem saber como proceder, falou com sua sogra, que logo entendeu que se tratava de bulimia, transtorno no qual a pessoa se alimenta e encontra formas de eliminar o alimento, seja por meio de vômitos ou uso de laxantes e diuréticos. Clara foi levada até mim por sua mãe e pelo marido e, na consulta, contou que usava laxantes fortes e diuréticos, que, infelizmente, são vendidos sem receita. Em seus exames, havia uma baixa de potássio e a endoscopia detectou uma esofagite (inflamação do esôfago) importante. Foi tratada com dietoterapia e medicamentos, e hoje está bem.

André e a falta de tempo

André sempre foi magro, praticava esportes, estudava bastante e tinha conquistado um bom emprego. Muito responsável, passou a se dedicar única e exclusivamente ao trabalho. Largou a academia, o futebol do fim de semana, chegava a levar trabalho para casa e, de tantos afazeres, passou a não comer direito durante o dia. Acordava, escovava os dentes e ia para o trabalho. Pela manhã, tomava vários cafezinhos com açúcar. Quando ia almoçar, ele se surpreendia com o relógio marcando três ou quatro da tarde. Comia depressa, às vezes um lanche. Quando comia. Chegava a ficar dias à base de cafezinhos. Você deve estar pensando que ele emagreceu, não? Pelo contrário, só no primeiro ano ganhou doze quilos. É que André, um *workaholic* assumido que durante o dia não bebia nem água, porque não dava tempo, chegava à noite em casa desnutrido (ainda que obeso), desidratado, cansado, estressado e ansioso.

Em vez de se alimentar direito, ia para frente da televisão e sentia uma fome atrasada gritando dentro de si. Contudo, repor o "estrago metabólico" de um dia inteiro exigia tempo e ótima combinação alimentar, com conhecimentos funcionais, o que ele não tinha tempo para fazer entre suas tarefas diárias. Acabava comendo um pacote de biscoitos recheados, enquanto mudava de canal. Adormecia no sofá e era acordado por uma sede imensa. Ele levantava, ia até a cozinha e bebia no gargalo metade de uma garrafa de refrigerante de um litro e meio. No banheiro, urinava um líquido alaranjado e com cheiro de amônia. (É assim a urina de quem não bebe água e não se alimenta durante o dia.) Ia para a cama e dormia quase como um anjo, até que, lá pelas três da manhã, acordava para urinar novamente, visto que havia ingerido muito refrigerante. Sentia nova sede, nova sensação de faltar algo em seu corpo, novo impulso de ir à cozinha. Comia arroz e bife frio e tomava um suco de caixinha que estava na geladeira, com mais uma banana e voltava a dormir. Às seis e meia, o despertador tocava e ele acordava meio nauseado e sem fome. Tomava um banho rápido e ia trabalhar novamente – e o resto do dia você já sabe. Nesse ritmo, como ficaria em algum tempo? André sofria de compulsão alimentar com síndrome do comer noturno.

Ele procurou ajuda porque acordava muito cansado e isso interferia no rendimento do trabalho. Estava com gastrite, refluxo, apneia, distúrbio do sono e hipertensão, e já apresentava intolerância à glicose, um pré-diabetes. Hoje, depois de compreender a importância de um fracionamento alimentar, da ingestão de água ao longo do dia e, principalmente, de um bom café da manhã, tudo mudou! Foi tratado com dietoterapia e medicamentos, mas agora minha luta com ele é para fazer exercícios. André está, assim como muitos, matriculado em uma academia (fez até um plano anual), mas não a frequenta. Temos ainda um bom trabalho pela frente.

Eduardo e a vaidade

Eduardo foi um adolescente magro, muito magro. Então, para melhorar a autoestima, começou a fazer musculação. Como em toda academia, os assuntos mais falados são proteína, carboidrato, suplemento, glicogênio e afins. Ele não procurou ajuda nutricional e foi fazendo exatamente o que o cara grandão da academia fazia. De manhã, comia oito claras, quatro fatias de pão e uma vitamina de suplemento. Almoçava quatro bifes, três batatas-doces ou um prato de macarrão. À tarde e à noite, comia o mesmo que no almoço. Em dois meses, ganhou quatro quilos, mas achou pouco. Papo vai, papo vem nos vestiários da academia, conseguiu umas ampolazinhas com um professor. Em outros dois meses, Eduardo ganhou mais nove quilos. Ele ainda estava insatisfeito, achava suas pernas finas e suas costas estreitas. Passou a malhar cada vez mais pesado e a acordar até de madrugada para comer. Mesmo tendo ganhado mais cinco quilos, ainda se sentia fraco, pequeno. Foi então que ele me procurou e ficou bastante nervoso quando eu lhe disse que não prescreveria hormônios anabolizantes. Chegou a me ameaçar, falando que queria o dinheiro de volta. Sim, afinal, o anabolizante faz seu usuário ficar mais agressivo. Decidi negociar com ele. Propus que, se seguisse o que eu dizia, fazendo os exames de sangue, eu devolveria o dinheiro caso os resultados fossem normais. Ele topou, mas, quando os exames chegaram, era uma bomba hormonal prestes a explodir. Suas enzimas do fígado estavam todas alteradas: colesterol, cortisol, hormônios masculinos e até o feminino estavam altos. Glicose e triglicérides no limite, tudo resultado das diversas ampolas que injetou sem nem saber as substâncias que continham. Eduardo sofria de vigorexia, um transtorno em que a pessoa se enxerga pequena e fraca, ainda que sua musculatura esteja acima da média. Ela passa a ter um comportamento de comer várias vezes em grandes quantidades, tudo zero gordura, zero lactose, além de suplementos, porém nunca está satisfeita. Hoje, Eduardo está bem, faz exercícios e tem uma alimentação saudável, mas o trabalho não foi fácil. No começo, com a ausência dos anabolizantes, ele perdeu peso e só não voltou a usá-los porque fui muito realista ao mostrar os tipos de câncer e os problemas relacionados que possivelmente desenvolveria. Ele também passou por psicoterapia e, por sorte, não teve sequelas pelo uso daquelas substâncias.

Trace seu plano

Ao mostrar quatro casos clássicos de transtornos alimentares, minha intenção foi alertar sobre o perigo de encarar uma dieta de forma equivocada, além da importância de ter um profissional que oriente e acompanhe suas escolhas. Alguns deslizes em dietas podem ter consequências graves, e pessoas que sofrem de transtornos alimentares devem ser tratadas por profissionais e monitoradas por um bom tempo.

Fui um pouco alarmista, mas acredito que isso se faz necessário, hoje em dia, quando números mostram que 70 milhões de pessoas no mundo sofrem de algum transtorno alimentar, e que em torno de 18% a 20% do total chegam a morrer em decorrência disso.[2] É muito, sim, e afeta ainda a população brasileira. Levantamento realizado pela Secretaria de Estado da Saúde, no início de 2014, revelou que 77% das jovens entre 10 e 24 anos, em São Paulo, apresentam propensão a desenvolver algum tipo de distúrbio alimentar, como anorexia, bulimia e compulsão por comer. Ao mesmo tempo, 39% estavam acima do peso.[3]

Emagrecer com saúde e sem exageros é possível e um dos primeiros passos é observar tanto a reação externa diante da sua escolha como o seu comportamento quando elege um caminho. Será que as pessoas acham que você está exagerando? Será que não estão equivocadas com relação ao significado de sucesso e fracasso na manutenção da forma física e da saúde? Será que você escolheu mesmo um caminho que consegue seguir, que se adapta ao seu dia a dia? Como você

---

2. Segundo o Instituto Nacional de Saúde Mental, dos Estados Unidos (NIMH, na sigla em inglês).

3. *77% dos jovens de São Paulo podem desenvolver distúrbios alimentares*. Portal do Governo de São Paulo. Disponível em: <http://www.saopaulo.sp.gov.br/spnoticias/ultimas-noticias/77-dos-jovens-de-sp-podem-desenvolver-disturbios-alimentares/>. Acesso em: 18 jun. 2017.

está encarando tudo isso? Para ajudá-lo, vamos fazer um exercício respondendo às questões abaixo.

a) O que é mais difícil para você no processo de emagrecimento? (Por exemplo: preparar comidas saudáveis, encontrar locais com boas opções para comer no período de trabalho, recusar ofertas dos amigos...)
b) O que faz você acreditar que não vai conseguir ser bem-sucedido na dieta? (Sente que precisa emagrecer muito em uma semana, ou tudo de uma vez, ou acha que vai voltar ao peso original com rapidez? Questione os porquês disso.)
c) Em outras tentativas de emagrecimento, o que você sentiu? Como se comportou? (Caso seja sua primeira tentativa, imagine como se sentirá.)
d) Pense racionalmente: os impedimentos para você emagrecer são reais? É mesmo impossível ter comida balanceada na sua casa ou no trabalho? Você de fato não consegue deixar de ser "sem-vergonha" e furar a dieta?
e) Como funcionaria a dieta para você? (Diga como gostaria que o seu processo de emagrecimento funcionasse. Seja honesto consigo mesmo.)
f) Como se sentiu depois de tudo isso?

Ao final, identifique tudo o que pensou que faria você falhar na sua meta de emagrecimento. Seria porque você odeia cozinhar? Ou por curtir demais happy hours com os amigos? Ou por achar que é "sem-vergonha" e não seguiria o programa direito? Fica muito mais fácil se, antes de começar, já soubermos nossos pontos fracos. Assim, estaremos mais atentos quando os "perigos" surgirem e traçaremos estratégias para evitar as prováveis falhas. Caso isso não dê certo, aprenderemos com as falhas e reformularemos nosso comportamento. Afinal, nem todos acertam de primeira, e isso não é crime!

Capítulo 6

Terceira semana

Vença os desafios com criatividade

A criatividade é uma das características de destaque no mundo cada vez mais competitivo dos negócios. Um funcionário que não sabe inovar corre o risco de ficar para trás, como mostrou uma pesquisa realizada pelo fabricante de softwares Adobe, com cinco mil pessoas, em cinco países (Estados Unidos, Reino Unido, França, Alemanha e Japão). Segundo o relatório, aquelas que se identificam como criativas têm uma renda 13% maior do que as demais.[1] Além disso, a criatividade é associada a um desempenho superior em outros setores

1. Estudo internacional associa criatividade a sucesso profissional e pessoal. *ABRH*. 16 de janeiro de 2017. Disponível em: <http://www.abrhbrasil.org.br/cms/materias/noticias/estudo-conecta-criatividade-a-sucesso-profissional-e-pessoal>. Acesso em: 20 jun. 2016.

da vida, além do trabalho: 70% dos entrevistados no mesmo estudo acreditam que ser criativo faz com que as pessoas sejam melhores líderes, pais e alunos. Afinal, o que é ser criativo? No dicionário, significa ter a capacidade de criar ou inventar. Na prática, porém, sabemos que envolve habilidades como *insights*, pensamento divergente (ou seja, que consegue achar o maior número de soluções) e improviso. É por esse motivo que convido você a apostar na criatividade para rever estratégias a fim de ter um dia a dia mais saudável e, por consequência, emagrecer. Não sei quais foram as suas respostas, na semana anterior, sobre os maiores obstáculos para alcançar a vida (e o corpo) que você almeja. Posso ter uma ideia, no entanto, com base no que ouço de meus pacientes: falta de tempo para os exercícios, dificuldade para cozinhar em casa, compromissos sociais nos fins de semana etc. Contudo, em vez de nos concentrar apenas nos problemas, vamos falar sobre os principais aliados do emagrecimento?

Mexa-se!

Para perder peso com saúde e sem efeito sanfona, como sabemos, é preciso incorporar o hábito de praticar exercícios físicos com regularidade. A maioria das pessoas, contudo, arranja um milhão de desculpas para continuar no sedentarismo. E reclama: "Como podemos nos exercitar, se nos faltam tempo e dinheiro?". Ao que rebato: será que o que falta é tempo ou dar a real importância a esse assunto a ponto de transformá-lo em prioridade? Infelizmente, muitos consideram a atividade física um luxo ou algo de conotação supérflua, quando, na verdade, trata-se de um direito do nosso corpo! Tal qual no mundo dos negócios, inovar também envolve gastos e riscos. Que tal trocar essas palavras por investimentos (seja de tempo e/ou dinheiro) e desafios? Os benefícios, a propósito, vão além de uma barriga chapada, como vou mostrar aqui.

O corpo humano foi feito para o exercício. Ele é a única máquina, por assim dizer, que quanto mais é usada melhor fica. Quando nos tornamos inativos, as articulações incham, os músculos se enfraquecem, o aumento de gordura afeta o sistema circulatório, o coração perde força e, consequentemente, ficamos mais expostos às doenças. Um estilo de vida que inclui exercícios moderados, em compensação, além de aumentar o tempo de vida, pode neutralizar parcialmente uma tendência hereditária de morte por doenças cardíacas, cânceres, entre outras. Ainda assim você tem preguiça de trocar a sua série ou novela preferida ou de acordar um pouco mais cedo para ir à academia? Pois saiba que a quantidade de exercício necessária para passar da categoria sedentária para um patamar mais saudável (e receber de "bônus" todos os ganhos que mencionei) não exige tanto tempo assim. Uma caminhada rápida de trinta minutos, três vezes por semana, já faz diferença. O exercício não precisa ser extenuante ou desagradável, até porque, dessa forma, a tendência é que a prática seja abandonada rapidamente.

Quando algum paciente diz que odeia fazer musculação, pergunto se já tentou uma aula de dança, por exemplo. São incontáveis as atividades que os centros esportivos oferecem, atualmente, sendo quase impossível não encontrar ao menos uma que seja divertida e tenha a ver com você. Zumba, *ballet* fitness, *power yoga*, e por aí vai. Que tal fazer uma aula experimental, sem compromisso? Essa é a deixa para inovar e pôr os velhos preconceitos de lado! O único risco aqui é você mudar de ideia e ter de admitir que estava errado. Agora, quando a desculpa é o orçamento apertado, sempre lembro que caminhar não exige nenhuma roupa ou equipamento caro. Ou seja, sai de graça. Vai dizer que você não tem um tênis dentro do armário, ainda que velho? Os antropólogos físicos, aliás, afirmam que a estrutura do osso humano faz de nós caminhantes perfeitos. Entretanto, muitas pessoas usam o carro para tudo e sequer caminham até a padaria do bairro. Paralelamente, como o acesso à compra de carros se tornou mais simples e fácil, os pedestres estão (quase) em extinção. Pense nisso!

Outro benefício de manter o corpo em movimento – mais do que comprovado pela ciência – diz respeito ao humor. Como sabemos, com frequência a ansiedade costuma ser responsabilizada pelos excessos à mesa. Quem nunca atacou um pacote de bolachas no meio da tarde porque estava preocupado com um *deadline* apertado? Quando você pratica exercícios físicos, as chances de ceder ao estresse são menores. Isso porque eles aumentam o nível de substâncias, como endorfina e serotonina, no organismo, que estão relacionadas com o bem-estar. Tanto que podem influenciar positivamente em casos de depressão leve a moderada, a ponto de reduzirem os sintomas pela metade. Foi o que mostrou uma pesquisa realizada pelo Centro Médico de Southwestern, da Universidade do Texas (Estados Unidos), que acompanhou oitenta pacientes (de 20 a 45 anos) depressivos ao longo de três anos.[2] Os participantes foram divididos em cinco grupos: o primeiro deles realizou exercícios aeróbicos de intensidade moderada por trinta minutos, como esteira ou bicicleta ergométrica, três vezes por semana, enquanto o segundo se exercitou da mesma maneira, porém cinco vezes por semana. Outros dois grupos fizeram atividades aeróbicas de intensidade baixa, três e cinco vezes por semana, respectivamente. Já o último grupo apenas fez alongamento entre quinze e vinte minutos, três vezes por semana. Após três meses de treinos, nos pacientes dos grupos de atividade moderada, os sintomas da depressão diminuíram 47%. Entre aqueles que fizeram atividades de intensidade baixa, a redução foi de

---

2. Exercise treatment for depression. *American Journal of Preventive Medicine*. Janeiro de 2005. Disponível em: <http://www.ajpmonline.org/article/S0749-3797(04)00241-7/fulltext>. Acesso em: 20 jun. 2017.

30% e, no de alongamento, de 29%. O curioso é que o número de vezes que eles se exercitavam (ou seja, três ou cinco dias por semana) foi irrelevante no resultado.

Gostaria de citar outra vantagem menos divulgada sobre a prática esportiva. Se você acha que academia não é ambiente para pessoas intelectuais, saiba que diversas pesquisas recentes têm demonstrado que pessoas que se exercitam apresentam um rendimento mental melhor para trabalhar ou estudar. Isso acontece porque, além de favorecer a circulação sanguínea de modo geral, incluindo a do cérebro, boa parte das atividades físicas treina a coordenação motora, ativando áreas cerebrais relacionadas com a memória.[3] Ou seja, quem abre mão do exercício para se dedicar apenas ao estudo está perdendo um excelente aliado não apenas para emagrecer, como também para aprender!

Leve praticidade à mesa

Seguir uma alimentação saudável é uma dificuldade para nove em cada dez pessoas que estão tentando emagrecer, mas não precisa ser assim! Basta colocar a cabeça para funcionar e criar o seu jeito de fazer isso dar certo. Senão, vejamos: em primeiro lugar, os alimentos *in natura* tendem a ser mais baratos do que os industrializados, então, culpar a crise não cabe aqui. Talvez o preparo (higienizar, temperar, cozinhar etc.) possa levar mais tempo, eu sei – o que pode ser mais rápido do que um pote de macarrão instantâneo que vai ao micro-ondas? Resposta: legumes ao vapor no micro-ondas! É só buscar uma panela especial para cozimento nesse tipo de eletrodoméstico (nas lojas de

---

3. Mental, physical exercises produce distinct brain benefits. *Science Daily*. 18 de julho de 2016. Disponível em: <https://www.sciencedaily.com/releases/2016/07/160718110942.htm>. Acesso em: 20 jun. 2017.

utilidades para cozinha, há várias opções) e *voilà*. E há mais opções rápidas, sim: saladas no pote, verduras higienizadas (cenoura *baby* e folhas variadas, entre outros) prontas para comer, legumes já picados. As frutas, a propósito, são o exemplo de *fast food* no sentido literal, mas sem aditivos químicos. Existe coisa mais prática do que uma banana? Ela não precisa ser lavada, só descascada, e é uma delícia. Um ótimo lanche para o meio da manhã ou durante a tarde! Por falar em lanches, aproveito para reforçar a importância, do ponto de vista metabólico, de fracionar as refeições. Os trinta e oito segundos (eu cronometrei!) que você perde abrindo e comendo uma banana não comprometem o seu trabalho, não importa quão cheia sua agenda seja. Contudo, fazem maravilhas pelo gasto calórico e pela dieta. Explico!

Além de chegar à próxima refeição com menos fome, seu cérebro não acionará o botão "modo econômico de gasto de energia". É que quando ficamos muito tempo sem nos alimentar o órgão que comanda o nosso organismo usa mecanismos regulatórios de defesa para impedir que o corpo tenha algum prejuízo por não estar sendo alimentado. Afinal, ele não consegue distinguir se estamos sem comer por vontade ou por falta de opção. Imagine o homem pré-histórico saindo para caçar e voltando para casa de mãos vazias. Para não morrer de fome, há um ajuste metabólico no organismo, diminuindo seu gasto energético para protegê-lo. Daí a recomendação dos especialistas em nutrição para comer de três em três horas.

Aquele homem pré-histórico, ao contrário de você, não tinha geladeira e precisava caçar diariamente. Hoje, há inúmeras facilidades tecnológicas para agilizar a vida: use-as em prol da sua saúde, e não contra ela! Com alguma criatividade, repito, é possível nutrir seu corpo com alimentos de verdade. Ao final do livro, apresento algumas receitas gostosas e fáceis de fazer, além de serem supernutritivas. Você pode experimentá-las durante a semana e deixar os pratos mais elaborados para quando tiver menos compromissos, aos sábados e aos domingos. Em resumo, os principais aliados da dieta são pequenas mudanças no modo de agir (levar uma barra de cereal na bolsa, deixar uma garrafa com água na mesa do trabalho, descer uma quadra antes do táxi ou do ônibus) e pensar que, juntas, farão diferença ao final do processo de emagrecimento. E, para quem se considera sem paciência, lembro que alguns dos ganhos, ainda que não sejam percebidos, acontecem de imediato! Talvez você não emagreça depois de andar de bicicleta com as crianças no parque, por exemplo, mas o bem-estar que a atividade física com as pessoas que se ama traz ao corpo é instantâneo – e, certamente, vai gerar outras consequências agradáveis, como uma noite de sono mais tranquila.

Seja seu melhor amigo

Noto que as pessoas que estão insatisfeitas com seu peso, muitas vezes, encontram em todas as barreiras que enumeramos as justificativas perfeitas para se manterem na zona de conforto. Não pratico esportes porque não gosto de academia. Não consigo ficar sem refrigerante porque carecem opções de bebidas frescas nas festas. Não faço dieta porque não posso abrir mão da minha vida social. Posso apresentar dezenas de alternativas que elas sempre vão rebater. Quando estão decididas a mudar de vida, no entanto, gastam os neurônios e encontram a solução para todo e qualquer empecilho que surge no caminho. É por isso que a transformação tem de começar na cabeça, por meio de um *mind detox*. Só assim você vai entender que quando realmente quer, consegue.

Diante das dificuldades, o medo (de ir a uma festa e comer demais, dos comentários dos invejosos que querem sabotar a sua dieta, de enfrentar a balança etc.) vai surgir vez ou outra, é normal. Recomendo, nesses casos, que você crie um ritual próprio para recuperar a consciência. Pode ser uma imagem, uma música ou um aroma – não importa –, desde que seja algo capaz de desencadear em você uma reação positiva. Já tive pacientes que usavam um elástico no pulso e, toda vez que sentiam vontade (e não fome!) de atacar a geladeira, de noite, estalavam-no contra o punho. Aquele leve sentimento de dor servia para que lembrassem de tudo de ruim que a obesidade havia lhes trazido. E eles, é claro, resistiam à compulsão. À sua maneira, quebre os estados emocionais que atrapalham o seu caminho e retome o controle sobre si com essas "ferramentas".

Pense, então, nos obstáculos que você destacou no capítulo anterior. Imagine que uma pessoa querida, que está passando pelas mesmas provações, peça a sua ajuda. Que conselho você daria a ela? Certamente a ouviria com o carinho e a atenção que ela merece, sem julgamentos. Então, é dessa forma que você deve iniciar essa conversa consigo. A resposta mais adequada para a conquista dos seus objetivos está em você mesmo, e não nas receitas milagrosas que aparecem na internet ou em trabalhos "científicos". Em vez de se conectar com a rede, "logue-se" em você. O que é realmente importante na sua vida? Qual o seu maior sonho? E, mais importante, o que poderia fazer agora para mover-se em direção a ele? Essas convicções podem ser o combustível que faltava para você chegar aonde quer. Como diz aquela conhecida frase de Walt Disney: "Se você pode sonhar, pode realizar".

Para acabar de vez com o argumento de falta de tempo para não emagrecer, vou fechar o capítulo com um exercício para otimizá-lo. Em primeiro lugar, identifique as ações necessárias para alcançar o seu objetivo, isto é, emagrecer. Depois, avalie os compromissos do dia a dia, descrevendo a sua rotina. Na sequência, faça uma análise chamada ABCDE, ou seja, que categoriza cada atividade da sua agenda em:

A) ALTO IMPACTO: atividades de grande importância com consequências altamente positivas para a conquista do seu objetivo. Por exemplo: praticar exercícios físicos;
B) MÉDIO IMPACTO: atividades que possuem importância, porém, se não realizadas, trazem poucas consequências para a conquista do seu objetivo. Por exemplo: buscar os filhos na escola;
C) BAIXO IMPACTO: atividades boas, mas com pouca consequência para a conquista do seu objetivo. Por exemplo: happy hour toda semana com os colegas de trabalho;
D) DELEGÁVEIS: atividades que podem ser transferidas para outras pessoas. Por exemplo: afazeres domésticos;
E) ELIMINÁVEIS: onde você acha que desperdiça seu tempo. *Scrolls* infinitos em redes sociais, sabe?

Com base nessa reflexão, reorganize a sua agenda agora! Estou certa de que algumas das ações-chave para o emagrecimento vão ganhar mais prioridade, enquanto outras serão repensadas depois da reformulação. Então, torne o seu sonho realidade e comece a colocá-lo em prática a partir de hoje!

Capítulo 7

Quarta semana

Resgate seu amor-próprio

O escritor irlandês Oscar Wilde dizia que amar a si mesmo é o começo de um romance para toda a vida. Quero começar este capítulo, então, fazendo uma pergunta: a quem você quer agradar ao emagrecer? Alguns de meus pacientes responderiam a mim. Tanto que, quando não emagrecem, faltam às consultas, porque dizem que não querem me encarar e/ou decepcionar, imagine! Há ainda aquelas pessoas que querem perder os quilos a mais para satisfazer o cônjuge, a mãe, as amigas... Embora não pareça, existe apenas uma resposta ideal para a pergunta, isto é: "a você mesmo". Uma vez que a autoestima – ou seja, a consciência do próprio valor – é a base para toda e qualquer transformação positiva. Por isso, o processo *mind detox* tem de começar de dentro para fora, com a seguinte percepção: você é a pessoa mais especial do mundo, independentemente de quanto é o seu peso na balança. Coloque a ideia em sua mente e, é claro, em todas as suas ações.

Falar é fácil, você deve estar pensando. Especialmente se for mulher, como mostra uma pesquisa do Comitê Global de Estudos sobre a Beleza, patrocinado pela marca Dove® (2016):[1] no Brasil, apenas 56% das mulheres estão satisfeitas com a própria aparência. Boa parte dessa maneira de se enxergar, como já dissemos, vem de padrões irreais de beleza impostos pela mídia, diariamente.

A autoestima começa a se desenvolver ainda na infância, paralelamente à personalidade. Não está atrelada apenas à aparência, mas também ao conceito que temos de nós como seres humanos. Talvez você a tenha perdido ao longo de sua trajetória, até por acreditar que deveria ser desse ou daquele jeito para ser aceito pela sociedade. Chegou, então, o momento de resgatá-la. Porque se você não se amar, gordo ou magro, não encontrará motivação para ser uma pessoa ainda melhor. Para tanto, é preciso entender que não somos felizes (nem nos amamos) o tempo todo. É normal o nosso humor variar conforme a música ou de acordo com as pedras que surgem no caminho, como você preferir. No entanto, vou me apropriar novamente do conhecimento do físico quântico Amit Goswami para destacar um fato importante: sentimentos são apenas sentimentos. Os valores que damos a eles, classificando-os em bons ou ruins, são criações mentais que resultam da "tarefa" da mente de dar significado a tudo o que ela é capaz de processar.[2] Você, portanto, tem a escolha de sair de um modelo mental condicionado (olha a atenção plena aí, novamente!), se assim o desejar. Uma vez consciente de que o modo como o cérebro reage aos estímulos do ambiente vai afetar como um todo o seu organismo, a

1. Menos padrão e mais beleza. *It Mãe*. Disponível em: <http://itmae.uol.com.br/look-it-mae-menu/menos-padrao-e-mais-beleza>. Acesso em: 24 jun. 2017.

2. GOSWAMI, Amit. *O Médico quântico*. São Paulo: Cultrix, 2015.

melhor estratégia para um relacionamento mente-corpo saudável, segundo Goswami, é ver o lado positivo de tudo. Dá para discordar?

Aproveito para citar o conceito das Cinco Liberdades,[3] desenvolvido pela terapeuta familiar norte-americana Virginia Satir (1916-1988) com o intuito de auxiliar as famílias a se conectar com o corpo e o eu, levando em consideração as escolhas possíveis no presente. Foram evidências que ela observou na prática, bem antes dos efeitos do *mindfulness* terem sido comprovados pela ciência. As Cinco Liberdades seriam as seguintes:

1) liberdade de ver e ouvir o que está aqui e agora em vez do que foi, o que será ou o que deveria ser;
2) liberdade de dizer o que pensa e sente, em vez do que deveria pensar e sentir;
3) liberdade de sentir o que está sentindo, em vez do que deveria sentir.
4) liberdade de exprimir o que quer e deseja, sem esperar por autorização;
5) liberdade de correr riscos, em vez de jogar sempre pelo seguro.

Ao vivenciar suas relações dessa maneira, esteja certo de que você vai se comunicar melhor com todos, ao mesmo tempo que fortalecerá o seu amor-próprio. Por isso, deixe-me contar um segredo: dentro de você há um ser maravilhoso e feliz que só precisa ser trazido à tona. Os percalços da vida, às vezes, vão camuflando essa beleza interior, coberta por um corpo maltratado. Lembre-se, contudo, de que ele é o seu

---

3. As Cinco Liberdades. *Mindfulness e parentalidade*. Disponível em: <http://www.mindfulnesseparentalidade.com/blog/as-5-liberdades>. Acesso em: 24 jun. 2017.

instrumento de vida. Cuidar do corpo, portanto, é o maior investimento que você pode fazer. Não apenas por você, como também pelas pessoas que ama. Comece esse processo HOJE, não apenas quando emagrecer. Porque quando nos amamos somos melhores para os outros e para o mundo. Pense nisso toda vez que se sentir egoísta por se colocar em primeiro lugar, "gastando" tempo ou dinheiro com você. Não se convenceu ainda? Então leia esta história, que vai provar o que estou dizendo.

Revolução interna

Vou relatar mais um caso de uma paciente que admiro muito, a Solange. Quando a conheci, aos seus 42 anos, seu terceiro filho, nascido temporão, estava prestes a completar 1 ano. Ela já era mãe de duas adolescentes, de 17 e 14 anos, e chegou ao consultório com queixas não só do peso de 82 quilos, mas do cansaço e da depressão, tendo em vista que comia e dormia mal, estava sedentária e sem esperanças na melhoria dessa situação. Repetia várias vezes que não tinha forças nem para o projeto de retornar ao trabalho depois que o caçula ingressasse na escola. Toda a família já havia sido afetada de alguma maneira pela sua insatisfação: o relacionamento com o marido não ia bem, as filhas estavam perdendo seu modelo feminino (o que é bastante importante na adolescência) e o bebê não ganhava peso. Em decorrência de tudo isso, ouvi dela uma frase muito emblemática: "Não sei nem o que estou fazendo aqui, doutora! Meu marido já deve ter uma amante, minhas filhas estão indo mal na escola, meu filho não quer comer... e eu me preocupando com a vaidade!".

Na verdade, Solange não se achava ao menos digna de querer emagrecer. A maternidade, que retornou após treze anos, mexeu com ela o suficiente para sentir culpa por se cuidar, como se o amor-próprio fosse algo que ela tirasse de seus filhos para si mesma. Demorou alguns meses para ela perceber que uma pessoa que não se ama não consegue doar amor às pessoas ao redor, nem aos filhos. Ela não quis fazer psicoterapia, mas encontrou um caminho de recuperação na religião, afinal, cada um tem os próprios meios, e eles não precisam ser iguais para todos. Conseguiu perder 17 quilos, recuperou a energia e contagiou o filho, que logo voltou a comer. Retornou ao trabalho e sua autoconfiança refletiu-se em suas filhas, que melhoraram o desempenho na escola. Também conseguiu refazer seu casamento. A meu ver, todas essas transformações ocorreram não porque ela estava mais magra, mas por ter mudado seu estado de espírito.

Sobre a importância de ser grato

Um exercício bastante usado em processos terapêuticos e de coaching diz respeito à gratidão. Para tanto, é necessário que você preste atenção ao que acontece à sua volta e o faz se sentir bem e agradecido por viver aquilo. Há até alguns *planners* (agendas organizadoras que têm espaços para compromissos, planos, listas e diário – em alta nos últimos tempos) com espaço para escrever sobre o tema. A proposta é simples: faça anotações todos os dias a respeito de uma coisa que ocorreu e pela qual você se sente grato. Ainda que esteja habituado a guardar tudo no celular ou no computador, acho que escrever à mão, nesse caso, pode ser uma experiência mais interessante. Um estudo realizado pela Universidade da Califórnia mostrou que colocar os sentimentos em palavras escritas tem efeitos terapêuticos para o cérebro[4] e pode aliviar sentimentos como tristeza, raiva e até dores. Além disso, reler

---

4. Putting feelings into words produces therapeutic effects in the brain. *UCLA newsroom*. Disponível em: <http://newsroom.ucla.edu/releases/Putting-Feelings-Into-Words-Produces-8047>. Acesso em: 24 jun. 2017.

um diário ou algo que escrevemos depois de um tempo pode ser muito revelador dos caminhos que tomamos e de como conseguimos realizar coisas – algo que pode se perder no turbilhão do dia a dia, a ponto de nos dar a sensação de que não temos sucesso em nossos objetivos. Pode ser a mensagem daquele amigo que estava distante, a flor que você viu no meio da rua, ter dado risada de algo, a confiança de ter feito boas escolhas nas refeições, ter encontrado um banco para sentar-se no ônibus, qualquer coisa! O professor de Psicologia Helder Kamei, que estuda a chamada Psicologia positiva[5] e seus efeitos na vida das pessoas, ensina que "a gratidão nos ajuda a enxergar o que acontece de bom em nossa vida e a valorizar bons acontecimentos. Por isso, é uma das chaves para a felicidade". De uma coisa eu tenho certeza: praticá-la não custa nada!

Ter gratidão também ajudará no processo de autoestima. Como? Quando você enxerga o que tem (em vez de se voltar apenas para o que não conquistou ainda) começa a entender que faz jus a isso. Vale a pena, portanto, cuidar de si mesmo! E a prática de escrever pode e deve ser usada mais uma vez nesse resgate. Logo, voltemos às anotações! Vou pedir a você que reserve um tempo para o seguinte exercício: faça uma análise de seu corpo. Escreva quanto ele representa para você. Além de mentalizar, deixe registrado por escrito. Escreva exatamente o que você sente, hoje, sem esquecer que estamos falando de estética, sim, mas principalmente de saúde. Comece de cima para baixo. Fale de seus olhos, seu nariz, suas orelhas, sua boca, sua garganta, sua voz, seu coração, seus pulmões, seus braços, suas mãos, sua barriga, seu tubo digestório, sua pelve, seus rins, sua bexiga, suas pernas, seus pés, seu sistema imunológico, seu sistema endócrino, todo o seu corpo. Não se acanhe por

---

5. Flow: o que é isso? Um estudo psicológico sobre experiências ótimas de fluxo na consciência, sob a perspectiva da psicologia. *Biblioteca Digital USP*. Disponível em: <http://www.teses.usp.br/teses/disponiveis/47/47134/tde-21102010-124017/pt-br.php>. Acesso em: 24 jun. 2017.

não saber muito sobre anatomia, você não precisa ser *expert* no assunto. Fale na sua linguagem, escreva como sente sua digestão, o que sente quando se alimenta, quando está cansado, quando está com dor, quando vai ao banheiro, como se sente quando tocam ou olham alguma parte do seu corpo. Escreva o que é agradável e o que é desagradável. O importante não é o conhecimento, mas o sentimento. Se há algo no seu corpo que o deixa insatisfeito e que é possível mudar ou melhorar, e se a mudança só depende de você, anote o que é e quanto você ficaria satisfeito com ela. Aponte ainda os motivos do incômodo e o que acredita que melhoraria na sua vida depois de conseguir atingir seu objetivo. Puxe pela memória se existe alguma época em que você se sentiu realizado na saúde ou esteticamente e escreva quanto você gostaria de vivenciar essa época outra vez.

Se quiser ir além, escrever um diário a partir desse início pode ser bacana, caso você se sinta à vontade. Mais do que uma ferramenta para anotar a rotina do seu processo de emagrecimento, ele funciona como uma espécie de terapia, você vai ver. Para muitas pessoas, a dieta pode ter momentos desconfortáveis e, uma vez que existe uma ferramenta simples e barata como esta para ajudar, fica a dica. E pode ser sincero, viu? Relate, por exemplo, como se sentiu quando seu amigo o chamou e você conseguiu negar o chope e os petiscos fritos do bar. E como foi ao subir na balança e ver que tinha conseguido perder peso. Também vale anotar o contrário, é claro. Que tipo de comida é mais difícil evitar? Por que você está protelando as idas à academia? Está bebendo água o suficiente? Escreva tudo o que e quando quiser, enfim.

Emoção × ação

O biólogo chileno Humberto Maturana, que estuda o impacto dos sentimentos nos seres humanos, afirma que a emoção é o grande referencial do nosso modo de agir. Com essa premissa, ele destaca a importância de conhecer e entender a relação entre esses dois pontos (sentimento e ação) dentro de nós. Que tal refletir, então, sobre como você se vê, sente e age a partir daí? Ainda que, muitas vezes, uma autoanálise seja dolorosa, ela é importante para aceitar e, posteriormente, amar a si mesmo.

- Preste atenção em seus pensamentos e sentimentos. Como eles afetam sua relação com a comida? Como você se comporta quando está triste, feliz, ansioso, com raiva? Come menos? Come mais? Bebe? Come mais doces, mais coisas gordurosas? Fica sem conseguir se alimentar?
- Quais são seus pontos fracos e seus pontos fortes na alimentação? Por exemplo: um ponto forte pode ser gostar de ir à feira e de cozinhar, um ponto fraco pode ser não resistir ao convite dos amigos para festas e comilanças.

Conhecendo as situações anteriores, você vai passar a prestar mais atenção nelas, tentar corrigir os desvios e investir mais tempo e energia nos pontos positivos. Não deixe, por exemplo, a preguiça vencer o prazer de ir para a cozinha preparar uma refeição fresca! Ou tente não atacar o pote de sorvete quando ocorrer um desentendimento em casa ou no trabalho. E lembre-se: você é o responsável tanto pelos seus acertos como pelos seus erros e deslizes. Se comeu toda a caixa de bombons, não é culpa do seu chefe que foi injusto ou do(a) namorado(a) que foi grosseiro(a), ok?

Quanto maior for a clareza das razões que nos levam a fazer algo, mais fácil será termos sucesso nas atitudes e no resultado final. Logo, vamos tentar definir o que vai motivá-lo no processo de emagrecimento e qual a importância disso para você. Responda às seguintes perguntas – de preferência, anote perguntas e respostas no caderno para voltar a elas sempre que precisar.

a) Pense no que você quer atingir no processo final de emagrecimento. Quantos quilos quer perder? Ou quais medidas deseja ter? Por que isso é importante? O que essa realização lhe traria de bom? (Dica: considere objetivos realistas, ok? Lembre-se de que os corpos são únicos e diferentes entre si.)
b) Quais são as coisas mais importantes para você? Que sentimentos lhe proporcionam? O processo de emagrecimento poderia fazer alguma diferença nelas? Como?
c) Agora, pense em uma coisa apenas e que seja a mais importante da sua vida. Que sentimento ela lhe traz? Imagine, então, como o emagrecimento se relacionaria com isso.
d) Recorde algum comportamento indesejado que teve em relação à alimentação. O que esse comportamento lhe trouxe de bom? (Por exemplo, você bebeu mais chopes do que gostaria ou comeu dois pastéis na feira e na hora se sentiu muito satisfeito, ou deu muita risada com seus amigos.) Reflita sobre como você poderia ter esse benefício com um comportamento positivo – pense em coisas que lhe trazem alegria, mas sem tanta bebida envolvida, e comidas e pratos menos calóricos que dão satisfação e prazer ao seu paladar.

Por todos esses aspectos, é *por si mesmo* que você deve querer emagrecer. Para se sentir bem, para ter mais saúde, para ser mais feliz, entre outras razões que você anotou e das quais não vai mais esquecer. Tamanho conhecimento interno é que vai inspirá-lo a agir em busca de seus objetivos.

Toda e qualquer mudança duradoura que buscamos na vida – especialmente de hábitos – tem de ser movida por um desejo forte de atingir uma meta, cujo alicerce é o nosso amor-próprio, que nos faz merecedores e gratos por todas as coisas boas que vêm com ela.

Capítulo 8

Quinta semana

Cure sua vida com alimentação saudável

Que seu remédio seja seu alimento, e que seu alimento seja seu remédio. A frase atribuída ao pai da Medicina, Hipócrates (460 a.C. – 370 a.C.), é, para mim, a definição perfeita de comida. Porque além de fornecer energia, o alimento previne doenças e ameniza seus sintomas. É sabido, só para citar alguns exemplos, que a isoflavona, encontrada no gérmen da soja, pode aliviar os desconfortos relativos à menopausa; que o açafrão-da-terra atua na prevenção de doenças degenerativas, como o Parkinson; que o chá-verde combate infecções de garganta... Esse conhecimento antigo, ainda que uma parcela significativa já tenha sido comprovada cientificamente, está se perdendo no mundo moderno. Em parte por causa das mudanças no modo que passamos a nos nutrir com o advento da indústria alimentícia, dando preferência a comidas industrializadas. Acontece que os processos industriais usados para aumentar a vida útil dos alimentos (como refrigeração, congelamento, fermentação e pasteurização, entre outros) podem alterar sua composição, destruindo, por exemplo, vitaminas – como mostrou uma revisão de estudos dos Departamentos de Tecnologia de Alimentos e de Nutrição e Saúde da Universidade de Viçosa (MG), em 2008.[1] Sem falar que a OMS classifica muitos deles em cancerígenos, assim como as carnes embutidas. Além disso, nós nos habituamos a resolver nossos problemas com medicamentos. Logicamente, como médica, não sou contra o tratamento de doenças com o apoio da farmacologia. Contudo, acredito que, sempre que possível, também devemos buscar a cura na prevenção por meio da alimentação natural, que é mais barata e não possui efeitos colaterais. E esse processo, evidentemente, requer mudanças de hábitos, de condutas e de estilo de vida – algo que, a meu ver, repito, deveria ser tratado com a mesma prioridade para a saúde que os cuidados com a higiene. Por isso, antes de tudo, vale a pena conhecer a fundo o que você coloca – ou deveria colocar – no prato.

Alimentos funcionais: o que são e para o que (realmente) servem

Continuando, então, nossa jornada pelo conhecimento acerca da alimentação saudável e de como esta pode transformar nossa vida, gostaria de apresentar agora os alimentos funcionais. Você, com certeza, já ouviu falar desse termo, geralmente atribuído a comidas e suplementos "milagrosos" da moda, seja para ficar mais esbelto, seja para

---

1. "Efeitos do processamento de alimentos sobre a estabilidade de vitaminas". Universidade Federal de Viçosa. Disponível em: <http://serv-bib.fcfar.unesp.br/seer/index.php/alimentos/article/view/204/209>. Acesso em: 27 jun. 2017.

ganhar massa muscular. Entretanto, depois da leitura deste capítulo, vai entender, de fato, o que são e para o que servem. O conceito de "alimentos funcionais" foi introduzido no Japão, nos anos 1980. Eles foram definidos como "alimentos para uso específico de saúde" (Foods for Specified Health Use, conhecidos pela sigla FOSHU, em inglês), na década seguinte. Portanto, FOSHU são alimentos que têm efeitos benéficos sobre o organismo, decorrentes de suas propriedades bioquímicas, e que não representam riscos à saúde.[2] Podem ser naturais ou enriquecidos com aditivos alimentares que os tornam mais potentes, por assim dizer.

Confira, a seguir, uma lista dos principais tipos de nutriente presentes nos FOSHU e em quais alimentos eles estão disponíveis.

Ácidos graxos

Os ácidos graxos eicosapentaenoico (EPA) e docosaexaenoico (DHA) são poli-insaturados da família ômega 3. Seu consumo auxilia na manutenção dos níveis saudáveis de triglicerídeos. Alimentos ricos em ácidos ômega 3: peixes (especialmente a sardinha, o arenque, o salmão e o atum), chia, linhaça, nozes.

---

2. MORAES, F. P.; COLLA, L. M. Alimentos funcionais e nutracêuticos: definições, legislação e benefícios à saúde. *Revista Eletrônica de Farmácia*, 3(2): 109-22, 2006. Disponível em: <https://www.researchgate.net/profile/Luciane_Colla/publication/237390187_ALIMENTOS_FUNCIONAIS_E_NUTRACEUTICOS_DEFINICOES_LEGISLACAO_E_BENEFICIOS_A_SAUDE_Functional_foods_and_nutraceuticals_definition_legislation_and_health_benefits/links/5578696108aeacff2002831e/ALIMENTOS-FUNCIONAIS-E-NUTRACEUTICOS-DEFINICOES-LEGISLACAO-E-BENEFICIOS-A-SAUDE-Functional-foods-and-nutraceuticals-definition-legislation-and-health-benefits.pdf>. Acesso em: 27 jun. 2017.

Carotenoides

Licopeno, luteína e zeaxantina são os carotenoides mais estudados. Possuem propriedades antioxidantes que ajudam a proteger as células contra os efeitos nocivos do excesso de radicais livres no organismo. Alimentos ricos em carotenoides: licopeno – goiaba, melancia, tomate; luteína e zeaxantina – couve, espinafre, gema de ovo, abóbora, nabo, pimentão, abacate.

Fibras alimentares

As fibras alimentares correspondem aos carboidratos resistentes à digestão e à absorção no intestino delgado, que sofrem, portanto, processos de fermentação no intestino grosso. As fibras podem ser solúveis ou insolúveis e suas funções são determinadas de acordo com essa solubilidade. As fibras insolúveis contribuem para formação e volume do bolo fecal. Já as fibras solúveis têm uma elevada capacidade de formar géis em solução aquosa. De modo geral, auxiliam no funcionamento intestinal, além da redução da absorção de gordura e glicose (e, de bônus, contribuem para aumentar a saciedade). Existem diversos tipos de fibra alimentar:

a) dextrina resistente, lactulose, polidextrose, goma guar: auxiliam no funcionamento do intestino;
b) beta-glucana: auxilia na redução do colesterol. Pode ser encontrada principalmente na aveia e na cevada;
c) fruto-oligossacarídeos (FOS), inulina (prebiótico): contribuem para o equilíbrio da flora intestinal. Podem ser encontrados na cebola, no alho, na bardana, na chicória e no trigo;

d) *psyllium*, quitosana, fitoesteróis: auxiliam na redução de absorção de gordura. A fração ativa do *psyllium* é extraída da casca da semente do vegetal. A quitosana é extraída do exoesqueleto de crustáceos. Os fitoesteróis estão presentes em alimentos de origem vegetal, como nozes, sementes de girassol, milho, feijão, abacate e outros.

Probióticos

Os probióticos são famosos por sua atuação no equilíbrio da flora intestinal. São constituídos por micro-organismos vivos fermentadores que, quando ingeridos, controlam a população de micro-organismos potencialmente patogênicos (ou seja, que podem causar doenças). Os probióticos também melhoram a absorção de nutrientes. Alimentos ricos em probióticos: iogurte, kefir, coalhada, missô (pasta de soja japonesa), alguns tipos de queijo.

Polióis

São alimentos com propriedades adoçantes. Têm sabor semelhante ao da sacarose, mas não provocam alterações na glicose sanguínea. Como não são fermentados pelas bactérias presentes na flora bucal, não provocam a produção de substâncias que podem prejudicar a saúde dos dentes. Exemplo: xilitol (ou *xylitol*), sorbitol e manitol.

Vitaminas

Vitaminas são compostos orgânicos e nutrientes essenciais para o nosso organismo. Como ele não consegue sintetizá-las em quantidade suficiente, temos de supri-lo por meio da alimentação. Podem ser lipossolúveis (solúveis em gordura). Fazem parte desse grupo as vitaminas A, D, E e K, ou hidrossolúveis (solúveis em água), grupo das vitaminas do complexo B e a C.

Vamos conhecer um pouquinho mais sobre cada uma?

a) VITAMINA A: Na forma de retinol é naturalmente encontrada em alimentos de origem animal. Nos alimentos de origem vegetal, está presente na forma de betacaroteno (ou provitamina A), que é o precursor da vitamina A. É importante para a saúde ocular, para o crescimento e o desenvolvimento dos tecidos, para a integridade dos epitélios, para as funções reprodutivas normais e tem função antioxidante. A deficiência de vitamina A pode provocar alterações na pele e nas unhas, nas mucosas que revestem o trato respiratório, o tubo digestivo, o trato urinário e no epitélio dos olhos. Onde encontrar? Em alimentos de origem animal (fígado, peixe, gema de ovo, manteiga), vegetais folhosos verde-escuros, alaranjados ou avermelhados.
b) VITAMINA D: Tem papel fundamental na absorção de cálcio e fósforo, participa do crescimento, da resistência de ossos e dentes, além de ajudar na manutenção da saúde do sistema nervoso e do sistema circulatório. Também tem papel no reforço do sistema imunológico. É sintetizada, sobretudo, quando nos expomos ao Sol, é comum a carência de vitamina D nas pessoas que vivem nos grandes centros. Essa deficiência está relacionada com o surgimento de doenças como raquitismo, osteomalácia, osteopenia e osteoporose (que aumentam a chance de fraturas), com sintomas depressivos, doenças cardiovasculares, problemas cognitivos e até obesidade. Tamanha é a sua importância que a Sociedade Brasileira de Pediatria recomenda

brincadeiras ao ar livre com o propósito de garantir os níveis corretos da vitamina D no organismo das crianças, assim como a suplementação de 400 UI diárias para bebês de até 12 meses e de 600 UI, para crianças de 12 a 24 meses. Onde encontrar? No óleo de fígado de bacalhau, no fígado bovino, em laticínios, gema de ovo, peixes e frutos do mar.

c) VITAMINA E: É conhecida ainda como tocoferol. Tem função antioxidante, está associada à prevenção de condições desencadeadas pelo estresse oxidativo. Tem papel fundamental na síntese de hormônios e é importante para a fertilidade. Os sintomas de carência dessa vitamina estão relacionados principalmente com problemas neurológicos, como a perda de reflexos, problemas de equilíbrio, a falta de coordenação e dificuldades para andar. No entanto, a deficiência de vitamina E é relativamente rara e está associada, sobretudo, com a má absorção do nutriente no intestino. Onde encontrar? No óleo de girassol, nas amêndoas, nas avelãs, na castanha-do-pará, nas nozes, no gérmen de trigo, no azeite.

d) VITAMINA K: Importante para uma boa coagulação sanguínea, evita hemorragias e facilita a cicatrização. Além disso, a vitamina K ajuda a fortalecer os ossos, porque colabora para a reposição de nutrientes nos ossos e atua na prevenção de tumores e doenças do coração. O principal sintoma da falta da vitamina K é a dificuldade para estancar sangramentos, que podem ocorrer na pele, através do nariz, por uma pequena ferida ou no estômago. E, por vezes, pode-se observar a presença de sangue na urina ou nas fezes. Onde encontrar? Nos alimentos de origem vegetal, especialmente os de folhas verde-escuras, como couve, brócolis e salsa.

e) VITAMINA C: Tem propriedades antioxidantes, ajuda a equilibrar os níveis de radicais livres e a fortalecer o sistema imunológico, auxilia na absorção de ferro. Está envolvida na produção de colágeno, tem papel na manutenção e na integridade dos tecidos (incluindo tecido conjuntivo, cartilagem, pele, tendões), sendo, por isso, importante no processo de cicatrização. A deficiência de vitamina C pode ocasionar escorbuto, maior susceptibilidade a infecções, sensibilidade da gengiva a sangramentos e enfraquecimento dos capilares sanguíneos (que pode ser percebido pelo surgimento de manchas roxas). Onde encontrar? Nas frutas cítricas (como acerola, laranja, limão, kiwi), no pimentão amarelo, na goiaba, na manga, nos brócolis, no morango, no *goji berry*.

f) VITAMINAS DO COMPLEXO B: Conjunto de vitaminas que têm entre si propriedades semelhantes. As vitaminas do complexo B servem para regular a produção de energia no organismo, manter a saúde do sistema nervoso, da pele, dos cabelos e do intestino. Além disso, elas são importantes para prevenir anemia e fortalecer o sistema imunológico. Alguns dos sintomas mais frequentes da falta de vitaminas do complexo B no organismo incluem cansaço fácil, irritabilidade, inflamação na boca e na língua, formigamento nos pés e dor de cabeça.

g) VITAMINA B1 (tiamina): Mantém os sistemas nervoso e circulatório em bom funcionamento e auxilia na formação do sangue e no metabolismo de carboidratos. Previne o envelhecimento, melhora a função cerebral, combate a depressão e a fadiga. Onde encontrar? Em alimentos como alface romana, espinafre, berinjela, cogumelos, grãos de cereais integrais, feijão, nozes, atum, carne bovina e de aves.

h) VITAMINA B2 (riboflavina): Previne catarata, ajuda na reparação e na manutenção da pele e na produção do hormônio adrenalina. Onde encontrar? Em vegetais, grãos integrais, leite e carnes.

i) VITAMINA B3 (nicotinamida): Reduz os triglicerídeos e o colesterol e auxilia no funcionamento adequado dos sistemas nervoso e imunológico. Onde encontrar? Na levedura, em carnes magras de bovinos e de aves, fígado, leite, gema de ovo, cereais integrais, vegetais de folhas verdes, aspargo, cenoura, batata-doce, frutas secas, tomate, abacate.

j) VITAMINA B5 (ácido pantotênico): Auxilia na formação de hemácias e na desintoxicação química. Previne degeneração de cartilagens e ajuda na construção de anticorpos. Onde encontrar? Em carnes, ovos, leite, grãos integrais e inteiros, amendoim, levedura, brócolis, abacate e geleia real.

k) VITAMINA B6 (piridoxina): Diminui o risco de doenças cardíacas, ajuda na manutenção do sistema nervoso central e no sistema imunológico. Além disso, alivia enxaquecas e náuseas. Onde encontrar? Em cereais integrais, semente de girassol, soja, amendoim, feijão, aves, peixes, banana, tomate, abacate e espinafre.

l) VITAMINA B7 (biotina): Promove o crescimento celular, auxilia na produção de ácidos graxos e na redução de açúcar no sangue. A vitamina B7 previne a calvície e alivia as dores musculares. Onde encontrar? Em carne de aves, fígado, rins, gema de ovo, couve-flor, ervilha.

m) VITAMINA B9 (ácido fólico): Promove a saúde dos cabelos e da pele. A vitamina B9 fornece nutrientes para garantir a manutenção dos sistemas imunológico, circulatório e nervoso e ajuda no combate do câncer de mama e de cólon. Onde encontrar? Brócolis, repolho, couve-de-bruxelas, lentilhas, fígado, cogumelos, suco de laranja, batatas e soja.

n) VITAMINA B12 (cobalamina): Associada ao funcionamento de todas as células e do tecido nervoso. Sua ausência pode provocar alterações neurológicas e o desenvolvimento de anemia megaloblástica. Quando o consumo de alimentos ricos em vitamina B12 é pequeno, deve-se tomar um suplemento alimentar para evitar a anemia e outras complicações. Onde encontrar? Alimentos como fígado, rins, carnes, peixes, ovos, leite e derivados.

Sais minerais

Elementos que têm origem no solo e não podem ser produzidos por organismos vivos, eles são essenciais ao bom funcionamento do organismo porque estão associados a inúmeras funções, da constituição óssea ao transporte de oxigênio pelo sangue.

Separei uma lista com os mais importantes.

a) CÁLCIO: Fundamental para a constituição dos ossos e dos dentes, atua na coagulação sanguínea, na contração muscular e no funcionamento dos nervos. Onde encontrar? Em laticínios e vegetais verdes, principalmente os escuros.

b) CLORO: É encontrado no líquido extracelular, age com o sódio e ajuda no equilíbrio dos líquidos do corpo e na manutenção do pH. É um dos componentes do ácido clorídrico do estômago. Onde encontrar? No sal de cozinha.

c) COBALTO: Essencial para a função normal de todas as células, particularmente das células da medula óssea, sistemas nervoso e gastrintestinal. Onde encontrar? Em carnes e laticínios.

d) COBRE: Auxilia na formação de algumas células sanguíneas, hormônios e enzimas antioxidantes, contribui para a síntese de neurotransmissores, formação da bainha de mielina e regulação da expressão gênica. O cobre ainda ajuda na regulação da quantidade de ferro no organismo e na formação de tecidos conjuntivos. Onde encontrar? Em fígado, carnes, frutos do mar, feijão, trigo integral e ovos.

e) CROMO: A principal função desse mineral é trabalhar auxiliando a insulina, hormônio secretado pelo pâncreas responsável pela distribuição do açúcar que vem dos alimentos para o corpo. Onde encontrar? Em carnes, cereais integrais e levedo de cerveja.

f) ENXOFRE: Ligado a uma série de reações metabólicas, ele é essencial para a saúde da célula, a formação de ossos, cabelos, unhas e pele; contribui para a flexibilidade de toda a estrutura corporal e é um elemento fundamental em toda a estrutura esquelética. Onde encontrar? Em carnes e legumes.

g) FERRO: Mineral bastante conhecido, e não é à toa! O ferro atua no processo respiratório durante o transporte de oxigênio e dióxido de carbono no organismo. Faz parte das enzimas que atuam no processo de respiração celular. Onde encontrar? Em fígado, carnes, gema de ovo, legumes e vegetais verdes.

h) FLÚOR: Importante para compor e fortalecer ossos e dentes. Onde encontrar? Na água fluorada.

i) FÓSFORO: Está na composição de ossos e dentes, além do DNA e RNA. Também ajuda na transferência de energia no interior das células. Onde encontrar? Em leites e laticínios, carnes e cereais.

j) IODO: Constitui os hormônios da tireoide. Onde encontrar? Nos frutos do mar, no sal de cozinha iodado e em laticínios.

k) MAGNÉSIO: Constituinte de muitas coenzimas (moléculas que se unem a enzimas para atuar em reações químicas no organismo) e essencial para o funcionamento normal dos nervos e dos músculos. Onde encontrar? Cereais integrais, vegetais verdes, carnes, ovos, feijão, soja e banana.

l) MANGANÊS: Garante uma estrutura óssea saudável e ajuda na regulação de diversas reações químicas. Onde encontrar? Em cereais, vegetais verdes, gema de ovo e frutas.

m) POTÁSSIO: Íon encontrado no interior das células, age com o sódio no equilíbrio de líquidos do organismo e influencia a contração muscular e a atividade dos nervos. Onde encontrar? Nas carnes, no leite, nas frutas, nas verduras, no feijão e em cereais.

n) SELÊNIO: Mineral com alto poder antioxidante, ajuda, por isso, a prevenir o câncer e a fortalecer o sistema imunológico, evitando o aparecimento de doenças como a gripe. Onde encontrar? Na castanha-do-pará, nas carnes, nos moluscos, no fígado e em algumas leguminosas.

o) SÓDIO: A importância desse mineral na nossa alimentação está associada às funções vitais no organismo humano, como a regulação do volume plasmático, a condução dos impulsos nervosos e a contração muscular. Onde encontrar? No sal de cozinha.

Suplementos alimentares: muito além do *whey protein*

Já deu para entender que quanto mais variado é o cardápio, melhor será a saúde, pois conseguimos obter praticamente todos os nutrientes de que nosso organismo necessita por meio da alimentação. Mesmo assim, algumas pessoas podem sentir necessidade de "algo a mais". Aqui entram os suplementos alimentares. Quem frequenta uma academia já ouviu falar, alguma vez, de suplementos pré-treino, pós-treino etc. No entanto, ressalto que sua utilização só deve ser feita com orientação e prescrição de um profissional de saúde. Em geral, eles são inofensivos, mas o uso indiscriminado pode trazer consequências graves ao corpo. Logo, nada de se "consultar" com o vendedor da loja de suplementos: eles até entendem dos produtos, mas não são capacitados para relacioná-los com as necessidades e a bioquímica (e as eventuais restrições) de cada indivíduo.

Conhecidos entre os atletas, os suplementos são uma contribuição importante da ciência para ajudar a melhorar o desempenho físico, manter a forma e ganhar massa muscular. Contudo, seus benefícios podem se estender até a quem não é atleta profissional. Hoje em dia, é frequente que pessoas não consigam manter uma alimentação adequada em todas as refeições, e a suplementação pode servir para ajustar a falta de nutrientes. Digo ajustar, porque a alimentação equilibrada ainda é a melhor forma de manter o corpo bem nutrido. Os suplementos também podem ser muito úteis para aqueles que apresentam carências nutricionais, por não conseguirem obter todo o aporte necessário de nutrientes por meio de uma alimentação convencional, como os idosos, que apresentam dificuldade na mastigação e/ou deglutição de alimentos sólidos. Ou auxiliando na recuperação do estado nutricional de pessoas acometidas por doenças, como o câncer. Existem diversos tipos de suplemento.

Agora que já falamos sobre suas funções gerais, vamos conhecer um pouquinho mais a seu respeito? Vou citar os mais populares.

Whey protein

Talvez o mais popular, o *whey protein* nada mais é do que a proteína extraída do soro do leite de vaca. É um concentrado da proteína, que contém todos os aminoácidos essenciais, indicado principalmente para o pós-treino (ou junto de refeições pobres em proteínas) e para a recuperação muscular. É contraindicado para quem sofre de alergia à proteína do leite de vaca. Pode ser encontrado nas versões em pó, barra e tablete.

Creatina

A creatina é produzida pelo fígado e pelos rins e é estocada nas células musculares, serve como fonte de energia. A suplementação de creatina ajuda a repor seus estoques naturais, que se esgotam com a atividade física intensa. Pode ser utilizada no pré-treino (para ajudar a melhorar o desempenho do exercício) ou no pós-treino (para facilitar a recuperação muscular). Sua absorção é potencializada se ingerida com carboidratos. Encontrada nas formas de pó, tablete, cápsula e líquida.

Maltodextrina

Esse suplemento é derivado da conversão enzimática do amido de milho. Trata-se de um suplemento de carboidrato complexo. Fornece energia para o exercício de longa duração e atua retardando a fadiga, uma vez que a glicose é liberada lentamente no sangue. Indicada, sobretudo, para o pré-treino e durante ele. Pode ser encontrada na forma de pó ou gel.

Albumina

Extraída da clara do ovo, é a principal proteína do sangue. Contribui para o crescimento e a manutenção dos tecidos e impede a perda de massa muscular. Tem alto valor biológico, além de boa digestibilidade. É indicada para o consumo noturno, pois tem absorção mais lenta. Encontrada sob a forma de pó e em tablete.

BCAAs

Também chamados de aminoácidos de cadeia ramificada (da sigla, em inglês, Branched Chain Amino Acids), são constituídos basicamente por três aminoácidos essenciais: L-Leucina, L-Valina e L-Isoleucina. Auxiliam no ganho de massa muscular. Além disso, ajudam a proteger o sistema imunológico dos efeitos nocivos de exercícios intensos, reduzindo o desgaste muscular. Indicados tanto para o pré-treino como para o pós-treino. Podem ser encontrados em cápsula, tablete ou pó.

Dextrose

Também derivada da conversão enzimática do amido de milho, trata-se, no entanto, de uma fonte de carboidrato simples, de rápida absorção. É ideal para fornecer energia, em especial durante os exercícios aeróbicos. Assim, sua ingestão é indicada principalmente durante o treino, de preferência acompanhada de alguma proteína. Encontrada em pó ou em cápsula.

O que define uma alimentação saudável?

Depois desta aula sobre nutrientes, você estará mais apto a discuti-los em suas conversas na academia ou nas redes sociais sem cometer nenhuma gafe, certo? No entanto, para evitar a já mencionada obesidade mental, vamos falar de alimentação saudável na prática? Existem algumas regras de ouro que uso para defini-la que se baseiam na consciência do próprio corpo e, portanto, são bem simples de seguir. A primeira e principal delas ensina que devemos comer quando estamos com fome e parar de comer uma vez satisfeitos (o que não é sinônimo de barriga cheia). Fácil, não? O problema é que, na correria do dia a dia, vivemos tão desconectados de nós mesmos que só notamos a fome em seu auge. Isto é, com o estômago literalmente roncando. Somado a isso, tendemos a nos alimentar de modo apressado e distraído, o que dificulta a percepção de saciedade (que, aliás, demora um pouco a ser sinalizada pelo cérebro, razão pela qual devemos comer devagar). Ou, então, pensamos que estamos com fome quando, na verdade, o vazio que sentimos lá dentro é outra coisa – solidão, ansiedade, tédio etc. Quem acompanhou um recém-nascido de perto pode ter observado que reconhecer a fome e a saciedade é de um mecanismo inato, pois já nascemos sabendo quando e quanto queremos mamar (ou comer). À medida que crescemos, no entanto, essa capacidade vai se perdendo em alguns casos, especialmente quando se passa a vida inteira sob o efeito sanfona. Calma, isso tem jeito! Para resgatar essa habilidade eficaz do organismo, que favorece a manutenção de um peso saudável, apresento-lhe uma ferramenta chamada *escala da fome*.

Desenvolvida pelo Massachusetts Institute of Technology (MIT), a escala é composta por dez níveis. Use-a antes de começar a comer, para saber o grau da sua fome e se ela é fisiológica ou emocional. Entre os níveis 1 e 2, o corpo está "morto" de fome, portanto, vai fazê-lo comer mais. Entre o 3 e o 6, você está com fome, porém consegue avaliar melhor os alimentos à disposição e sentir mais prazer ao ingeri-los. A partir do nível 6, o corpo já está satisfeito, e chegou a hora de parar de comer. Assim, para comer apenas o suficiente, o ideal é se alimentar entre os níveis 3 e 6.

A Escala da Fome

1	2	3	4	5	6	7	8	9	10
Faminto, sensação de fraqueza, tonto	Muita fome, irritado, pouca energia, estômago a fazer ruidos	Bastante fome, estômago começa a fazer ruídos	Começa a sentir fome	Satisfeito, sem fome não se sente cheio	Ligeiramente cheio	Ligeiramente desconfortável	Cheio	Muito desconfortável, dor de estômago	Tão cheio, a sentir-se mal

Adaptado de The Centre for Health Promotion and Wellness MIT Medical from You Count, Calories Dont, Ominchanski, L. (1992), para STOP CANCER PORTUGAL

Uma vez que você comece a prestar atenção no seu corpo de modo que perceba quando é hora de repor as energias, provavelmente vai notar que a fome costuma vir a cada três horas. Não é por acaso, então, que os especialistas em nutrição recomendam que as pessoas intercalem as refeições nesse intervalo. Evidentemente, não precisa seguir a dica à risca: cada organismo tem suas necessidades individuais. Assim, uns sentem fome num espaço de tempo menor, enquanto outros podem passar até cinco horas sem se alimentar sem que se altere seu bem-estar. O mais importante é se observar para perceber os sinais que o corpo envia. Eu, por exemplo, necessito comer a cada duas ou duas horas e meia. E faço questão de respeitar esse limite, levando sempre um mix de *nuts* e frutas secas ou barrinhas de cereal na bolsa ao viajar, por exemplo, pois sei que quando estamos mortos de fome somos pouco seletivos. Para compensar, a qualquer custo, a queda de energia, nosso corpo "pede" alimentos mais calóricos – daí, quando volta para casa após um dia cansativo em que passou horas sem comer, você vai colocando para dentro qualquer coisa enquanto prepara o jantar!

Os horários das refeições, seguindo o mesmo princípio, também contam. Não faz diferença se você vai almoçar ao meio-dia em ponto ou só depois, desde que honre a sua fome. Para emagrecer, porém, vale apostar naquele velho ditado que diz que devemos tomar um café da manhã de rei, almoçar como um príncipe e jantar feito um plebeu. É assim que acontece quando estamos sintonizados com nosso organismo e seguimos uma alimentação regrada. É claro que, se você pratica esportes à noite, após o trabalho, vai ter mais fome nesse período. O obeso típico, por sua vez, come pouco ou nada pela manhã, porque se alimentou demais na noite anterior. O corpo, então, cobra o "atraso" nas refeições seguintes. Por fim, outra recomendação comum e importantíssima para uma alimentação saudável, que faço questão de reforçar aqui, diz respeito à ingestão de água. A OMS preconiza que devemos beber dois litros por dia. Mais uma vez, a sugestão deve levar em conta as necessidades individuais, uma vez que pode diminuir ou aumentar de acordo com o clima e as atividades realizadas ao longo do dia. Os atletas, por exemplo, costumam perder mais líquido com o suor do que uma pessoa que trabalha sentada o dia inteiro. Vale ressaltar que, muitas vezes, a carência de água (sede) pode ser confundida com a carência de nutrientes (fome) pelo organismo. Logo, um corpo bem hidratado tende a comer menos.

Você, mais magro, disposto e feliz

Os benefícios de seguir uma alimentação saudável – como citei – vão além de um número na balança. Tal qual um corredor que ganha ânimo ao avistar a linha de chegada, vamos fazer um ensaio mental para ver tudo o que você vai ganhar ao atingir seu objetivo. Aqui, você vai visualizar o que quer mudar ou melhorar e decidir como fazê-lo, como se estivesse editando o filme da sua vida. Lembro-me de ter lido o apresentador e empresário Silvio Santos contar, em uma entrevista, que na época em que trabalhou como camelô, no início de sua carreira, já se imaginava sobre o palco. Aposto que, se fizermos uma pesquisa, encontraremos outras histórias de sucesso de pessoas que começaram sua trajetória da mesma maneira, visualizando-se onde gostariam de estar. Como sugere a lei da atração, que ganhou notoriedade por meio do best-seller *O Segredo* (2006), você se torna o que pensa. Feche os olhos, então, e imagine um dia na sua vida após o processo de emagrecimento, desde o momento em que acorda até a hora em que vai dormir. O que vai comer no café da manhã? Vai treinar de manhã ou de noite? Durante a sua atividade física preferida, como vai se sentir? Consegue respirar melhor do que antigamente? Que roupa vai usar para trabalhar? O que vai almoçar? E depois, vai direto para a happy hour ou prefere jantar com a família? Sente-se mais radiante? Está atraindo os olhares? Ao chegar em casa, no fim do dia, o que vai fazer para relaxar o corpo e a mente antes de dormir? Sente que consegue pegar no sono com mais facilidade? Quanto mais detalhada a descrição, melhor, porque você estará criando uma conexão com o futuro e se tornando o protagonista da sua história.

Capítulo 9

Sexta semana

Saia da zona de conforto

A maioria das dietas não funciona em longo prazo, como dissemos antes, algo que você já deve ter comprovado na prática. Para explicar melhor as razões pelas quais elas tendem a falhar, vou começar este capítulo falando logo de cara das mais populares dos últimos tempos, com cinco casos de pacientes que tentaram segui-las.

Contando pontos

A mais conhecida das dietas, talvez, seja o método Vigilantes do Peso. O emagrecimento é controlado pela contagem de pontos – não apenas de calorias –, de acordo com uma tabela de alimentos. Quanto mais saudável é a comida, menos pontos ela vale, o que significa que a pessoa pode comê-la em maiores quantidades. Além disso, há reuniões periódicas e acompanhamento para facilitar a mudança. Dentre as muitas dietas existentes, é uma proposta razoável, exatamente por não restringir nutrientes e trabalhar a reeducação alimentar.

No entanto, é preciso cuidados e acompanhamento, como mostra o caso de Carolina, que contou que optava, muitas vezes, por uma comida de alto teor calórico, o que fazia com que seus pontos acabassem quase em uma única refeição. Esse é um grande problema, e não só dela: a falta de equilíbrio nas refeições. É importante conseguir distribuir os alimentos entre elas para ter um emagrecimento saudável e acostumar o nosso organismo a fazer escolhas saudáveis.

Nutriente do mal

Ricardo foi gordo desde a infância. Adulto, ele descobriu a dieta Atkins, criada pelo médico norte-americano Robert Atkins, em que a regra básica é reduzir drasticamente a ingestão de carboidratos das refeições e manter uma alimentação baseada em proteínas e gorduras animais. Já pensou em emagrecer comendo gorduras? Ricardo sim, e achou que viveria feliz para sempre só com bacon.

Segundo Atkins, depois do início da dieta ocorre um processo de modificação no metabolismo, que passa a usar a gordura corporal como energia, em vez de tirá-la dos carboidratos. Nesse processo, conhecido como cetose, o corpo é induzido a não sentir fome, uma vez que não há limite para o consumo de calorias. Atkins recomenda que se coma até se sentir suficientemente satisfeito, sem se sentir empanzinado. Isso permitiria o controle da compulsão alimentar, além de induzir o emagrecimento.

O problema é que nosso corpo precisa de todos os nutrientes – e nenhum deles é do mal, como faz parecer a dieta, condenando os carboidratos –, pois sem eles acabamos tendo deficiências e outros problemas, como ocorreu com Ricardo. Ele passou a sentir muitas tonturas, fraqueza e até desmaios, que o impossibilitavam até de fazer atividades físicas. Também passou a ter constipação intestinal, por causa do baixo consumo de fibras. Quando pedi seus exames de sangue, a alta ingestão de proteínas e de gorduras saturadas havia aumentado os níveis de colesterol ruim (LDL). Só conseguimos reverter o quadro com uma alimentação balanceada, rica em todos os nutrientes e vitaminas.

Restrições extremas

Outro caso que merece atenção é o de Daniela. Ela era obesa mórbida e chegara aos 180 quilos. Depois de uma cirurgia bariátrica e de dietas, hoje ela pesa 80 quilos, mas não sem percalços. Ela não conseguiu emagrecer tudo o que queria com a cirurgia do estômago: alcançou os 120 quilos e, depois de três anos, voltou a engordar, parando nos 142 quilos. Foi nesse momento que ela fez a dieta Dukan. Idealizada pelo médico francês Pierre Dukan, o processo consiste em quatro fases. A duração das três primeiras depende da quantidade de quilos que a pessoa deseja perder. A primeira restringe o consumo a apenas alimentos ricos em proteínas, como carnes e laticínios, mais ou menos como a Atkins. A segunda permite comer os mesmos pratos e adicionar itens de uma lista de legumes. As duas fases seguintes não têm foco no emagrecimento, mas na manutenção do peso alcançado. A terceira acrescenta outras comidas à lista, como frutas, pão integral e alguns carboidratos. E a última, que deve durar toda a vida, permite o consumo de quaisquer alimentos, contanto que o indivíduo siga três regras: comer apenas proteínas em um dia da semana, caminhar vinte minutos todos os dias e consumir três colheres de sopa de farelo de aveia por dia.

Para Daniela, o problema é que ela não se sente segura para voltar a incluir todos os grupos de alimentos em sua dieta. Ou seja, ela está presa e desconfortável na tal quarta fase, sem liberdade de poder escolher alimentos mais saudáveis, além das proteínas, dos legumes e das verduras. Na verdade, ela poderia incluir bons carboidratos, frutas e gorduras saudáveis, como as castanhas, e continuar equilibrando as refeições sem tantas restrições e regras.

Um mar distante

Foi mais ou menos o que aconteceu com Fábio, um paciente que queria emagrecer vinte quilos e escolheu a dieta do Mediterrâneo, rica em alimentos fontes de vitaminas, minerais, ácidos graxos mono e poli--insaturados, fibras e antioxidantes. Além disso, ela possui como vantagem o baixo consumo de alimentos ricos em gordura saturada, como as carnes vermelhas e os produtos lácteos gordurosos, diminuindo o risco de doenças crônicas não transmissíveis e aumentando a longevidade. Além de, sabiamente, não conter nenhuma restrição absoluta, esse cardápio se caracteriza pelo tipo de alimento que existe naquela região: riqueza do consumo de frutas, hortaliças (verduras e legumes), cereais, leguminosas (grão-de-bico, lentilha), oleaginosas (amêndoas, azeitonas, nozes), peixes, leite e derivados (iogurte, queijos), vinho, azeite de oliva e uma enorme variedade de ervas aromáticas, que dão cor e sabor especiais a essa culinária.

Assim, apresenta baixo consumo de carnes vermelhas, gorduras de origem animal, produtos industrializados, doces e alimentos ricos em gordura e açúcar. Tudo correto com todas essas instruções, que são de fato características de uma alimentação saudável: Fábio conseguiu perder os quilos que queria. Uma vez mais, porém, o problema foi a manutenção para a vida inteira, pois ele acabou voltando para o modo como se alimentava antes e engordou tudo novamente.

Deslocado no tempo

Você também já deve ter ouvido falar da dieta Paleolítica ou Paleo, como é chamada por seus adeptos. Ela começa um pouco difícil, afinal é baseada numa época, há cerca de doze mil anos, na qual nossos ancestrais viviam em cavernas, não tinham cozinhas, nem supermercados, e obtinham sua comida principalmente da caça e da coleta direta na natureza, ou seja, muito diferente da realidade que temos hoje.

Isso significa que todos os alimentos que passaram a ser consumidos com o advento da agricultura ao longo da história devem ser excluídos. Vale para grãos (arroz, feijões, aveia, trigo, cevada, milho), óleos de sementes, como soja, milho e canola, e alimentos industrializados. Estão liberadas comidas não processadas, vegetais orgânicos e carnes de animais criados no pasto.

Eu conheci essa dieta bem de perto, porque acompanhei a Regiane, uma amiga que queria diminuir a ingestão de aditivos químicos dos produtos industrializados e estimular sua família a consumir alimentos naturais, como folhas, frutas e legumes, um dos principais pilares de um estilo de vida saudável. Mesmo sendo uma dieta restritiva e complicada, Regiane a seguiu, mas seu marido reclamou da alimentação monótona. Alimentação é um ato social e, se você vive com outras pessoas, é importante a harmonia e o equilíbrio entre todos. Se a dieta causar outros problemas, como um abalo nos relacionamentos, não dará certo. Pois convenhamos, tentar se adaptar a uma realidade tão diferente da nossa é um empecilho e tanto para uma mudança de estilo de vida bem-sucedida.

Qual a saída, então?

Se pensarmos apenas em termos de perder quilos, as dietas até funcionam no começo, sim. Analisando os casos que acabei de citar, e tantos outros que passaram pelo meu consultório durante décadas, percebi que as dietas falham em longo prazo porque não agem no modo de pensar das pessoas. Assim, modificam a vida delas apenas temporariamente, pelo período que duram. A tendência, depois, é engordar tudo de novo. Por isso, a cada novo verão surge uma nova dieta/promessa para emagrecer, mais milagrosa ainda que as anteriores.

Você pode até dizer que uma das que vimos resolveu o caso da sua prima ou vizinha, e aí eu lhe pergunto: será que foi só a dieta? Se investigarmos a fundo, tenho certeza de que vamos descobrir que essa pessoa, intuitivamente, utilizou algumas ferramentas (das quais vamos falar a seguir) para encarar o desafio com outra cabeça.

Porque uma comida não se resume a nutrientes! Ela envolve valor afetivo, relacionamento social, cultura, memórias, emoções. Quem aí não se lembra de uma receita maravilhosa que a avó sempre fazia? Não é à toa que existem comidas chamadas *comfort food*, as que trazem uma sensação de bem-estar ao nos remeter a emoções passadas. A maioria dos meus pacientes, aliás, relata que é na comida que manifesta suas tristezas e suas alegrias. Se a pessoa está com algum problema, come algo bom para se sentir melhor; se está feliz, come para comemorar. É assim desde a infância e nos acostumamos a isso.

Ninguém aqui está falando que é fácil, mas a dica principal é sair da zona de conforto. Sim, aquele bolo de chocolate que remete ao da sua tia traz um alívio rápido e eficaz; mas que tal fazer algo diferente e preencher a vida com atividades que tragam bem-estar, além da comida? Uma massagem relaxante, um hobby, um livro com mensagens positivas... coisas que, somadas, certamente farão de você uma pessoa mais equilibrada e feliz, que tenderá a apreciar a vida com moderação. Carolina, Ricardo, Daniela, Fábio e Regiane até se arriscaram e saíram de suas zonas de conforto, porém a relação com a comida mudou pouco ou quase nada, uma vez que continuou sendo um sinônimo de medo, privação, isolamento. Se mesmo com a vida "preenchida", você disser que não consegue viver sem o tal bolo, não tem problema. A solução para emagrecer por definitivo não é parar de comer, e sim comer melhor, o que invariavelmente passa pela atenção plena! Então, repito: ao escolher, preparar e comer um alimento, ponha toda a sua atenção no que está fazendo. Logo, guarde seu celular, desligue a TV, deixe a revista que está lendo para depois, concentre-se no ato de nutrir o corpo, seja com uma folha de alface ou com uma sobremesa. Exercite a atenção plena durante a alimentação até que o ato de comer – com consciência – transforme-se em algo habitual, quase intuitivo.

Vamos fazer um exercício de *mindful eating* (atenção plena à mesa, em livre tradução do inglês) para demonstrar isso na prática?

Pegue um pedaço de chocolate. (Gosto de sugerir algo delicioso, como uma barra de chocolate 70% cacau com notas de laranja, que eu adoro.) Leve à boca e mastigue bem devagar. Preste atenção em como o chocolate se quebra e libera os sabores, primeiro da laranja, depois do cacau. Perceba como ao derreter ele preenche toda a língua e o céu da boca, note a sensação que traz e como os sabores e as texturas vão mudando. Depois, veja o que sobra na sua boca, o sabor que resta e quanto tempo ele dura. Não é interessante? Não lhe parece que você pode curtir essas sensações por mais tempo e, assim, provavelmente se satisfazer com alguns pedaços? Agora, responda: se você comesse a barra inteira com rapidez, teria percebido isso tudo? O que quero com o exercício é que você perceba, de fato, tudo o que está comendo. Pois os quilos a mais podem ser consequência daquela bala de doce de leite que levou à boca sem pensar, e que se transformou em duas, três, quatro... Quando está presente no que está fazendo, em compensação, alimentando-se com consciência, você come menos, pois percebe a saciedade chegar – além de curtir mais texturas e sabores. Essa atitude ajuda a controlar a compulsão que temos de comer sem ao menos sentir o gosto das coisas.

É por isso que insisto para você sair do seu modo automático! Tente com a comida, e com outras áreas da vida: faça um caminho diferente para o trabalho, vá a um supermercado diferente, sente em outro local na mesa... Pratique a atenção plena em tudo e logo perceberá que está, de fato, vivendo no presente; mas vá com calma! Emagrecer é eleger um novo estilo de vida: não se pode voltar para as antigas escolhas. Um comportamento precisa de tempo para mudar – e muito mais para ser incorporado. E você pode contar com o apoio do seu cérebro, sabia?

O que o coaching de emagrecimento pode fazer por você

Para que essa transformação ocorra, os caminhos não são iguais para todas as pessoas. É preciso levar em conta cada caso e suas questões específicas para traçar as rotas da reeducação alimentar. Você deve entender quais são as suas crenças, os seus valores, o ambiente em que se insere, as suas dificuldades e as suas habilidades, ou seja, analisar o seu perfil e a sua rotina como um todo. Por isso, quero enfatizar aqui o papel do coaching de emagrecimento, com ênfase na programação neurolinguística (PNL).

O coaching nada mais é que uma metodologia que abrange conhecimentos de diversas áreas, como administração, psicologia, neurociência, gestão de pessoas, planejamento estratégico, entre outras, visando à conquista de resultados efetivos em qualquer contexto – pessoal, profissional, financeiro, social, espiritual –, identificando objetivos e maneiras de realizá-los e respeitando o processo de desenvolvimento humano. Sua origem remonta aos anos 1960, quando o modelo de coaching esportivo começou a ser adotado no mundo dos negócios, nos Estados Unidos. Entre os seus idealizadores estão os pensadores norte-americanos John Whitmore, Tim Gallwey e Marshall Goldsmith. De lá para cá, o conceito se expandiu para as grandes corporações e tornou-se um aliado no desenvolvimento de pessoas e culturas organizacionais.[1]

Já a programação neurolinguística, que surgiu na Universidade da Califórnia (Estados Unidos) na mesma década, estuda os padrões fundamentais da linguagem baseados nas técnicas da hipnoterapia, da Gestalt e da terapia familiar sistêmica.[2] Criada pelo linguista John Grinder e pelo filósofo e psicólogo Richard Bandler, ela parte do princípio de que, para o nosso cérebro, há uma enorme – e também sutil – diferença entre pensar "eu preciso emagrecer dez quilos" e compreender e assimilar "o que eu ganho com a perda de dez quilos?". A partir daí, desenvolveu-se um método para que as pessoas melhorem sua capacidade mental de realizar mudanças de comportamento. E esse é exatamente o nosso objetivo, não é? Transformar os hábitos e a relação com a comida partindo de um *mind detox*. Com base nas técnicas de coaching e PNL é que acredito no sucesso do processo de emagrecimento de cada pessoa.

Nas próximas páginas, vamos fazer mais alguns exercícios. Pegue o caderno do seu projeto de emagrecimento, usado em exercícios anteriores, para continuarmos em frente com base nas dez regras a seguir.

---

1. "História do Coaching". *SLAC*. Disponível em: <https://www.slacoaching.com.br/historia-do-coaching-como-surgiu>. Acesso em: 7 jul. 2017.
2. "Entenda o que é a programação neurolinguística". *SBPNL*. Disponível em: <http://www.pnl.com.br/programacao-neurolinguistica/o-que-e-pnl-/entenda-o-que-e-a-programacao-neurolinguistica>. Acesso em: 1º jul. 2017.

1) Clareza

Além do objetivo, coloque sua meta dentro de um contexto: quantos quilos deseja perder, em quanto tempo, qual deve ser seu peso final e qual é a sua altura. Por exemplo: "quero perder dez quilos, chegando a sessenta quilos no final, para minha estatura de 1,65 metro, em um prazo de três meses".

2) Evidência

Liste as coisas que provam que você vai conseguir atingir sua meta. Que tal escrever o número do manequim que estará usando depois desses três meses? Em que festa estará usando a roupa nova? Imagine e escreva.

3) Fatores motivacionais

Quais os benefícios que a perda de peso pode lhe proporcionar? Em geral, as pessoas colocam antes as questões estéticas e depois a melhora da saúde, mas pense que a melhora na autoestima acaba impactando nos relacionamentos, na família, na carreira e até na espiritualidade.

4) Sabotadores da dieta

Já falamos sobre eles. Agora, você vai listar os seus. O que você perde ao atingir um peso menor? Sim, existem perdas, como em todas as escolhas, e em tudo é preciso lidar com os lados negativo e positivo. Por exemplo: "vou perder a liberdade de comer o que quiser e quanto quiser". Também há questões que envolvem outras pessoas, algumas surpreendentes, e é preciso encará-las. "Meu marido sentirá ciúme se eu emagrecer." "Minha família é de pessoas obesas e eu não vou mais me sentir pertencente ao grupo, nem poderei estar com eles nas farras e festas cheias de comida." Essa parte pode ser um pouco dolorosa, mas é muito importante que seja feita.

5) Valores

Quais valores você vai satisfazer quando perder tantos quilos? A resposta pode ser: "eu me sentirei cuidando da minha saúde e não uma pessoa relaxada" ou "vou melhorar minha autoestima".

6) Recursos

Do que você vai precisar para perder peso? Recursos financeiros para consultar-se com um médico ou nutricionista, realizar exames clínicos, comprar medicamentos (se necessários), pagar uma academia ou um personal trainer, ou ainda, adquirir um bom tênis para correr, fazer um coaching voltado para o emagrecimento etc.

7) Estratégias

Defina quais são as formas para você conseguir perder peso, de acordo com o seu perfil. Conhecer histórias de outras pessoas que já passaram por essa situação, seja pessoalmente, seja por meio de grupos virtuais, pode ser inspirador, fazendo você compreender que não está só. Converse com um profissional de nutrição para que ele ajude a avaliar as estratégias que podem fazer diferença no seu caso, algumas das quais abordamos neste livro.

8) Ação

Qual será o seu plano de ação? Aqui, é importante a ajuda do profissional para montar seu plano alimentar e de exercícios. Quem serão seus aliados nessa jornada (família, amigos, parceiro ou parceira)?

9) Primeiro passo

Consultar um médico (ou outro profissional de saúde)? Iniciar um coaching? Comprar uma esteira? Não importa o que vem antes: dar o primeiro passo será de grande valia, porque você não estará mais no mesmo lugar! A resposta do que fazer/por onde começar varia para cada um e exige que todos saiam da zona de conforto! É hora de ir em busca daquilo que você deseja!

10) Responsabilidade

Você depende de quem para que seu objetivo seja realizado? Se os recursos forem escassos e começarem a ficar limitados, uma boa pergunta será: o que você pode fazer para que eles sejam mantidos? Para finalizar, qual é o seu grau de comprometimento com tudo isso? Seja responsável por você!

A pirâmide dos níveis neurológicos

Entender cada uma dessas etapas torna-se mais simples à medida que trabalhamos o autoconhecimento e investimos no modo de encarar o alimento, ou seja, trazemos consciência à mesa. Outra técnica usada no coaching é a pirâmide dos níveis neurológicos, desenvolvida por Robert Dilts, norte-americano respeitado na PNL. De acordo com ele, temos sete níveis neurológicos, da base ao topo: ambiente; comportamento; capacidades (e/ou habilidades); crenças; valores; identidade (e/ou filiação); e espiritualidade (e/ou propósito). Cada nível, quando modificado, mexe com todos os demais.

Vou explicar cada etapa usando a história da Viviene, uma mulher de 30 anos que quer (e precisa) emagrecer. Ela é uma daquelas pessoas que iluminam qualquer ambiente e que todo mundo gosta de ter por perto. Sua família é do tipo tradicional italiana: sempre junta, muito unida e amorosa, com todos falando ao mesmo tempo em volta de uma mesa farta, com azeite, pães, molhos, massas e, claro, vinho. Esse é o *ambiente* em que Viviene foi criada, ao qual está acostumada e no qual é aceita e é feliz. O ambiente interfere diretamente no comportamento que ela tem diante dos alimentos. Ora, se cresceu vendo as pessoas que mais ama comendo tudo aquilo, ela terá igual comportamento. Assim, manter esses costumes é normal para ela.

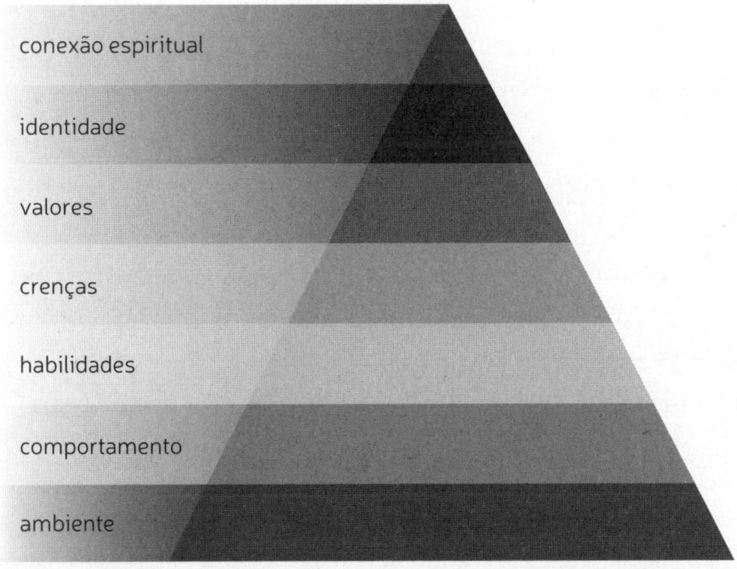

Fonte: LCHF Lifestyle

O *ambiente* em que se tem o hábito de comer exaustivamente, de beber taças de vinho e de ainda apreciar uma sobremesa calórica gera em Viviene o conflito de seguir os costumes de sua família. Nesse cenário, ela não possui as *habilidades* necessárias para contar as calorias, como faria uma pessoa que quer e precisa emagrecer: "uma fatia de pão tem 80 calorias, uma colher de azeite tem 90, meia taça de vinho, 120 calorias, e uma massa com molho vermelho e uma carne, 250 calorias". Viviene acredita que comer da mesma forma que seus familiares é pertencer àquela família, é ter a certeza de que está feliz, é propagar uma união tão valorosa para eles. Essas são as suas *crenças* e os seus *valores*. E tudo em que ela acredita gera a sua *identidade*.

Seu irmão teve um infarto, e o médico alertou que ela também precisava emagrecer. Na hora, as dúvidas surgiram: "Por que eu preciso emagrecer? Por que meu irmão enfartou? Todos os meus familiares comem assim! Se eles são felizes dessa maneira, por que preciso mudar? Eu nunca precisei ir ao médico..."

A resposta é que a má alimentação, aliada a uma vida estressante, com excesso de trabalho, trânsito, buzinas, poluição e um celular tocando a todo minuto vira uma bomba-relógio em que a pessoa pode, sim, enfartar. Afinal, ela não vive na Itália, rodeada de campos de trigo, com uma vida sossegada e pacata, em um cenário de lindos filmes idílicos. Alguém de fora precisa falar para Viviene que aquele *comportamento* é inadequado para a realidade que está vivendo. E que, se ela quiser viver muito, será preciso mudar os maus hábitos. Para ela emagrecer, essa identidade precisa ser alterada. Acima de tudo, porém, há uma *conexão espiritual*. Ela se lembra com carinho do querido avô que, quando era pequenina, dava-lhe um pouquinho de vinho com açúcar e água, e aquilo a deixava tão feliz. Por que ela mudará? Como vai desconstruir toda a história que sempre viveu?

A base sólida que Viviene encontrou e que torna tão dura a mudança é, possivelmente, algo com que muitas pessoas se deparam pela frente. A boa notícia é que você, assim como Viviene, pode e deve mexer na estrutura da pirâmide da sua vida para alterar seu destino. Os níveis da pirâmide ganham mais importância de baixo para cima; logo, o ambiente em que a pessoa está inserida é o fator menos influente. Até pouco tempo atrás, os profissionais de saúde sugeriam ao paciente obeso que ele mudasse de ambiente e de comportamento. No entanto, não é o suficiente porque, uma vez terminada a dieta, o indivíduo continua com a mesma identidade. Ou seja, retoma os velhos hábitos. Assim, a solução para Viviene e para todas as pessoas que desejam emagrecer com saúde e em definitivo é que elas precisam se desconstruir. Um processo lento, que exige diferentes habilidades, como paciência, persistência, motivações etc.

Viviene, por exemplo, tem de entender que a nova pessoa que ela quer se tornar, com novos hábitos (comportamentos), continuará pertencendo àquela família. E precisa desmistificar a crença, arraigada em sua origem familiar, de que a felicidade está apenas em comer muito: a comida é apenas um detalhe. Importante, é verdade, mas a conexão real, nesse caso, faz-se com as pessoas em volta da mesa e não com o que está sobre ela. Pense nisso!

Chega de autopunição

Já mostramos que não é fácil fazer essa mudança na maneira de pensar/sentir/agir e que, portanto, os escorregões podem existir. Saiba se perdoar! Aceitar-se também é sair da zona de conforto. Porque você estará ousando fazer algo diferente! E quando furar a dieta, em vez de se afogar em culpa (ou num copo de milk-shake), você pode tomar algumas providências, por assim dizer. A primeira coisa é *não desistir*. Tente se entender e aprender com a sua falha. O que levou você a furar o esquema? Você perdeu algum dos estímulos que tinha? Não se esforçou? Cedeu às tentações? Analise bem para aprender com a falha. Pense no que o leva a comer o que não deve. É o cheiro? São as companhias? É o estresse? Talvez, se você puder comer um pouco mais de legumes fique mais saciado. Ou se tomar meio copo de refrigerante fique com menos sensação de tolhimento do que se não tomar nada. Pedir uma colherada da sobremesa do amigo é melhor do que comer uma inteira! É possível que os três meses que você pensou de início virem quatro, mas é melhor um ajuste no projeto do que desistir dele.

Com a atividade física, se um dia você está cansado demais e não faz exercícios, tudo bem! Que tal fazer dez minutos a mais nos próximos dias para compensar? Se o problema é ser ativo e andar sem tempo de ir à academia, há aplicativos para celular que propõem começar uma rotina com sete minutos de exercícios por dia, e em casa. Depois que você perceber que consegue, aumente para dez, para vinte minutos, para uma hora. Ajuste o seu ritmo, o que significa se conhecer e se respeitar!

Compreenda, de uma vez por todas, que o processo de emagrecimento é muito mais do que seguir uma dieta. Requer uma reconstrução de si mesmo, saber quem é você, quem são seus inimigos, aonde quer chegar, quem são seus aliados e o que vai ganhar quando estiver onde sempre quis estar! Agora, você tem um conjunto de técnicas que podem ajudá-lo a alcançar seus objetivos. Não foi do dia para a noite que você aprendeu a gostar de frituras, doces e daquele pãozinho branco. Então, se está disposto a comer melhor e a ganhar mais qualidade de vida, não espere nenhum milagre. Para se tornar um líder de si mesmo, além de sair da zona de conforto, é necessário desafiar as crenças, assumir a responsabilidade, saber ouvir e aprender com os erros. Trata-se de uma conquista diária, em que pequenos passos levam a uma grande transformação. E quando, finalmente, se tornar um hábito, será para sempre a sua verdade.

Capítulo 10

Sétima semana

Mantenha o ritmo

Era uma quarta-feira. Cheguei ao consultório minutos adiantada, como de costume, para ver os prontuários e relembrar os casos. Minha primeira paciente no dia era Sarah, 27 anos. Ela se consultara comigo pela primeira vez havia um ano e meio. Na época, chegou ao consultório pesando 78 quilos, com 1,67 metro de altura. Na consulta seguinte, pouco mais de um mês depois, já pesava 72 quilos e depois de mais dois meses, 63. Excelente! Como Sarah estaria agora?

Tocou o telefone. A secretária avisou que Sarah tinha chegado. Eu, em minha ansiedade e meu modo caloroso de receber os pacientes, saí do consultório rumo à sala de espera. Chegando lá, deparei-me com uma moça triste, bastante robusta, aparentando uns 35 anos. Era Sarah?! Quase não a reconheci. Disfarcei o desapontamento, abracei a moça e convidei-a para entrar no consultório. Antes que eu começasse o interrogatório de praxe, ela própria, com uma expressão de vergonha e um ar de lamentação, disse:

– Doutora! Engordei de novo, estou com 84 quilos. Eu estava seguindo todas as recomendações, direitinho, e cheguei aos 59, mas mudei de emprego... daí, eu parei a academia, e onde trabalho só tem restaurante com comida nada light. Às vezes, nem dá tempo de almoçar! Chego em casa, à noite, exausta, como o que tiver, e acabo esquecendo de mim. Meu foco acabou sendo o trabalho.

A palavra *foco* ressoou nos meus ouvidos. Fiquei quieta e pensativa, de repente, e Sarah não entendeu nada. Depois de maquinar ideias por algum tempo, cheguei à conclusão de que a diferença entre o paciente que emagrece e mantém o peso e o que vive o efeito sanfona é exatamente esta: o foco. Evidentemente que, ainda que tenha estudado Psicologia no curso de Medicina, não sou psicóloga. Entretanto, no consultório, com frequência os pacientes colocam a própria vida em minhas mãos, esperando que eu lhes aponte uma saída, uma solução para os mais variados tipos de problema, não apenas os de saúde. Naquela consulta, vi essa expectativa encher os olhos de Sarah. E vi também minhas mãos se esvaziarem de recursos para aquela situação. A partir daquele dia, percebi que tinha de ir além, e que o que fazia, mesmo com todo envolvimento e dedicação, era incompleto. E foi por isso que, além de médica, eu me capacitei para me transformar em coach de emagrecimento. Embora já fosse uma profissional bem-sucedida, na época, pensei: por que não? Quero que você tenha consciência disso: o processo de crescimento pessoal do qual estamos falando neste livro não vai terminar no dia em que você emagrecer. É o que, no coaching, chamamos de melhoria contínua.

Você no centro das atenções

Assim como ocorreu com Sarah, quem um dia emagreceu sabe que tão difícil quanto conquistar um corpo magro e saudável é mantê-lo. Eis o verdadeiro desafio. Nossa saúde é frágil e ingênua como uma criança. Cabe a nós alimentar, ensinar e estimular essa pequena. Os pais sabem muito bem: basta um minuto de descuido e a criança sobe no sofá, pula e se machuca. Ocorre o mesmo com a nossa saúde. Em pouco tempo de desconexão com o próprio corpo, dos dez quilos eliminados, você recupera três, seis, nove quilos e, quando menos percebe, volta à estaca zero. "As pessoas relaxam, acham que não há mais perigo de acontecer de novo, começam abrindo uma exceção e logo são duas, três ou mais, até que aquilo vira a regra e os antigos hábitos voltam com toda a força", resume o advogado e empresário Othon Gama, que emagreceu 55 quilos sem remédios ou cirurgias, em seu livro *O código da mudança* (2016). Caso perceba que se perdeu de cara, no entanto, haverá tempo de "corrigir a rota" antes que seja feito um estrago maior. Se voltar de uma viagem regada a vinho e massas, por exemplo, faça-se um favor e tenha a coragem de se pesar logo que voltar para casa – e não dali a um mês, combinado? Assim como pais e mães atenciosos, que fazem de tudo para proteger os filhos, você tem de ficar alerta! Para os pais, não quer dizer colocá-los em uma redoma de vidro, e sim confiar que eles saberão enfrentar os perigos do mundo real depois de tudo o que aprenderem! Ou seja, você pode e deve ter uma vida normal – participando da happy hour, festejando com a família, curtindo as férias –, porém com atenção e consciência.

Para quem ainda não tem filhos, vou fazer outra comparação. Entenda essa nova etapa como a conquista de um emprego novo. Depois de dedicar tempo e energia, você obtém a confiança do chefe e dos membros da equipe, certo? No entanto se, uma vez atingido o patamar desejado, você começar a se atrasar ou a dar de ombros para as responsabilidades e os compromissos, pode arriscar tudo o que alcançou com tanto esforço. Contudo, se você continuar trabalhando e estudando com afinco, para ser melhor a cada dia, certamente a tendência será subir mais e mais. Daí a importância de manter o foco, a partir de agora, no seu novo eu!

Muitas vezes, no consultório, sinto que não estou falando nenhuma novidade para o paciente, que traz de fora conhecimentos sobre alimentação, sobre ser mais fitness e até sobre a cada vez mais difundida prática da atenção plena. O que falta, na verdade, é uma congruência entre a teoria e a prática. Alguns acreditam que podem deixar a disciplina de lado ao alcançar o peso ideal, como se todas as mudanças para ter uma vida mais saudável fossem provisórias. Essas pessoas, infelizmente, não desconstruíram, de fato, sua antiga identidade. Apenas a moldaram por um tempo, mas continuam presas a velhas crenças e costumes. Pois o novo eu exige, sim, que todas as novas habilidades aprendidas (roda da vida, gestão do tempo, *mindful eating*, só para relembrar alguns) sejam parte da rotina. Como prega o educador Paulo Freire, "é preciso diminuir a distância entre o que se diz e o que se faz, até que, em dado momento, a tua fala seja a tua prática".

É algo que, no começo, exige maior desempenho, reconheço. Especialmente porque, hoje, o "normal" é estar acima do peso. Recapitulando a estatística da qual falamos anteriormente, mais da metade da população brasileira tem sobrepeso – 20% é obesa. Assim como trabalhar demais e se exercitar de menos, a obesidade tornou-se um padrão. E as pessoas se acomodaram nele. Somos, afinal, resultado daquilo que pensamos e fazemos (ou deixamos de fazer), ou seja, de nossos hábitos. Que nada mais são do que a capacidade do cérebro de automatizar comportamentos corriqueiros para economizar energia cerebral para que as minúcias do dia a dia não o sobrecarreguem, conforme resume o jornalista Charles Duhigg, em *O poder do hábito* (2012). A construção de qualquer hábito, segundo pesquisa realizada pelo Departamento de Ciência do Cérebro e Cognitiva do MIT descrita no livro, envolve três elementos: o gatilho (ou "deixa", que funciona como um estímulo), a ação (ou rotina, que é a execução do hábito em si) e a recompensa (que motiva a busca).

Para chegar a essa conclusão, os cientistas do MIT fizeram um experimento com ratos e chocolate. Os roedores foram colocados em uma caixa com o formato da letra T, e o doce ficava na ponta esquerda. Ao som de um estalo, a porta de acesso às pontas era aberta. Os bichos cheiravam todo o local, de uma ponta a outra, até encontrar o chocolate. Depois que o processo foi repetido diversas vezes, é lógico que as cobaias aprenderam o "caminho das pedras". Com isso, ao ouvir o barulho (deixa), dirigiam-se imediatamente para a ponta esquerda (rotina) a fim de comer o chocolate (recompensa). Quando você briga com alguém, tem vontade de comer um doce? Então, o gatilho é a briga. Uma vez que se acostuma com um tipo de recompensa (chocolate), o seu cérebro deixa de buscar outras ações para resolver o problema. Ele se torna, aos poucos, uma rotina.

Desse modo, novos hábitos podem ser formados com base nessas três premissas. Ou velhos hábitos podem ser substituídos por novos. Podemos listar aqui inúmeras situações que vão além da nossa alimentação, como a mania de ligar a TV (gatilho) e se jogar no sofá (rotina) para assisti-la e "não pensar em nada" (recompensa). Se você estiver consciente da sua deixa, entretanto, pode interromper esse ciclo. A saída é criar gatilhos, rotinas e recompensas que façam bem à nossa saúde. Em vez daquele chocolate após uma briga, que tal respirar fundo e alongar-se antes de tomar qualquer atitude? Tem preguiça de ir à academia, depois do trabalho? Deixe uma bolsa de treino pronta no carro (com roupa, tênis, *nécessaire*) para não ter desculpa de fugir do compromisso (com você, aliás!) no caminho de volta para casa. Não consegue parar cinco minutos, antes de sair de casa, para meditar? Experimente colocar uma música com sons da natureza para acalmar a mente! A recompensa será um dia a dia mais produtivo, tranquilo e feliz – que seu cérebro vai se esforçar para manter até se tornar automático. Pode testar!

E uma vez criados, como manter os novos hábitos? O corpo vai se habituando às recompensas depois que as ações são repetidas por certo tempo, explica Duhigg. É tudo uma questão de prática. Vai daí que uma pessoa que achava um martírio acordar cedo para correr, mais dia, menos dia, começa a se inscrever em competições nos fins de semana – e ainda posta fotos sorridente com suas medalhas nas redes sociais!

Sempre em frente!

Reflita sobre tudo o que passou para chegar até aqui. Como diz o querido coach Paulo Vieira, autor de *O poder da ação* (2016), ninguém muda nada ao seu redor sem mudar a si próprio. A eterna luta contra a balança pode gerar um sentimento de empatia e comoção entre os que nos cercam e algumas pessoas se acomodam nessa condição, acredite. Talvez até você tenha se sentido assim, mas, para manter o objetivo alcançado, é preciso mudar essa crença. Sinta-se, portanto, merecedor de suas conquistas. E continue se tratando com amor, é claro, o que é bem diferente de autocompaixão. Muitas vezes, gostamos de nos agradar com certos "presentes de grego", como uma cerveja todo fim de expediente, após um dia cheio de trabalho. A meu ver, no entanto, trata-se de pena e não de amor. Você gostaria de estar casado com alguém por essa razão? Então, abrace sua nova identidade e pare de uma vez por todas de cultivar esse tipo de sentimento autodestrutivo.

Novos desafios virão e, depois dessa mudança no modo de pensar (que vai impactar diretamente suas ações), você não só estará preparado para lidar com eles como para se desafiar cada vez mais. Como Antônio, um paciente de meia-idade que chegou ao meu consultório há alguns anos, obeso, diabético e hipertenso. As doenças eram controladas apenas pelos medicamentos, que ele tomava diariamente. Com a nova alimentação, Antônio perdeu quinze quilos rapidamente, atingindo o peso recomendado de acordo com a idade e a altura. A pressão arterial voltou ao normal após o emagrecimento, mas ele teve de manter a medicação contra o diabetes, porque o nível de açúcar no sangue continuou alto. A nossa meta, então, não era mais o peso e sim melhorar aquele índice. Mudamos mais alguns detalhes do cardápio, atentando para o índice glicêmico (IG) dos alimentos. Após alguns meses, Antônio deixou de ser diabético também. Entretanto, não parou por aí. Ele, que havia incorporado o hábito dos exercícios físicos, decidiu começar a correr. Cada vez que volta ao consultório, traz um desafio diferente. O próximo, por exemplo, é se tornar maratonista. Sou do time de Antônio. Acredito que estamos em constante evolução – tanto física como mental e espiritual. Mesmo que tenha atingido seu objetivo, continue cuidando do corpo, amando-se e, principalmente, buscando novos desafios. Você não vai querer parar agora, vai?

A parábola do velho lenhador (e o que isso tem a ver com a manutenção do seu peso)

Existe uma parábola famosa no mundo corporativo que conta que um velho lenhador, conhecido por vencer todos os torneios de que participava, foi desafiado por outro lenhador, jovem e forte. A competição para descobrir quem conseguia cortar mais lenha chamou a atenção da aldeia, em virtude da vantagem física do desafiante. O velho finalmente perderia o posto, acreditavam. No dia marcado, o jovem lenhador começou a cortar lenha com afinco, certo de que seria fácil vencer a disputa. Durante a competição, ele saiu na frente, de fato, pois o lenhador mais experiente parou de cortar lenha em diversos momentos para se sentar ao pé de uma árvore. No fim do confronto, para surpresa de muitos, o velho havia cortado mais lenha do que o jovem desafiante. Sem entender o motivo, o rapaz questionou o oponente: "Como você venceu, se parou de trabalhar diversas vezes para descansar?". Ao que o outro respondeu: "Na verdade, quando parecia que eu estava descansando, estava amolando o meu machado".

A lição que podemos tirar da parábola, no meu entendimento, é de que só o conhecimento técnico não é o bastante para superar os desafios. A força física e a jovialidade do lenhador não foram o suficiente, não é? Faltaram-lhe outras habilidades importantes, como paciência e criatividade. Trazendo esse ensinamento para o *mind detox*, penso que amolar o machado é cultivar todas as habilidades que você aprendeu até aqui. Significa, ainda, cuidar do seu corpo, uma vez que ele é o seu machado, por assim dizer. E não basta amolá-lo para fazer bonito apenas em competições – isto é, naquelas ocasiões em que as pessoas fazem de tudo para emagrecer, como casamento, formatura, reencontro da turma antiga da escola...

Uma vez que compreendeu tudo isso, Sarah, cuja história foi contada no início deste capítulo, também conseguiu se livrar do efeito sanfona e sustentar um peso saudável, de uma vez por todas. Lembre-se, portanto, de que você precisa tanto da técnica como da prática. Sem se esquecer do principal gatilho, que é uma nova maneira de ver a si e ao mundo.

Capítulo 11

Um *mind detox* em todas as áreas da sua vida

Costumo dizer que perder três quilos pode ser tão difícil quanto perder dez: tudo vai depender do poder que você dará à dificuldade! A atitude positiva que permeia as sete semanas deste *mind detox* é fundamental para encarar os obstáculos que estão por vir. Como conversamos no capítulo anterior, a sua jornada de crescimento pessoal não termina aqui! Agora que você compreendeu o significado de cada semana e, principalmente, sente que dentro de si há uma pessoa dotada de amor, força e entusiasmo, vou lhe mostrar como o método pode ser aplicado em todas as áreas da sua vida. Seja qual for o seu sonho ao longo do trajeto, você descobriu que é o único responsável pela sua felicidade. Senão, vejamos!

Digamos que o seu objetivo atual seja passar em um concurso público. A princípio, como na primeira semana do *mind detox*, é necessário enfrentar os números: conhecer a relação candidato/vaga, as datas das provas, os custos da inscrição e do material de estudo. Com base nisso, você saberá que rumo tomar. Na sequência, você tem de analisar quais dificuldades vai encontrar pelo caminho, como as disciplinas que precisará estudar ou como conciliar os estudos, a família e o trabalho. Passar em um concurso não acontece por meio de um passe de mágica. Vai exigir muito esforço pessoal, investimento financeiro e sacrifícios da sua vida social. Sem falar que você ainda terá de lidar com o pessimismo alheio. Sempre haverá aquela pessoa que lhe dirá (conforme explicamos na segunda semana): "ah, mas é tão difícil, é muito concorrido!". Então, você deve se manter firme no seu propósito! Deixe os aprendizados da terceira semana tomarem conta e abuse da sua criatividade: organize seu ambiente de estudo de forma agradável, invista em técnicas que melhorem sua capacidade de memorização, dedique-se no horário reservado para estudar e aprenda a relaxar para colocar a saúde do seu cérebro em dia. São atitudes que vão exigir muito amor-próprio, como falamos na quarta semana.

Uma vez que você estabeleceu suas metas e organizou um planejamento para atingi-las, pense nos outros pontos positivos que o levaram a optar pelo concurso. Segurança financeira? Estabilidade profissional? Mudança de área? Seja qual for a sua razão central, se ela o motiva, há grandes chances de você conquistá-la ao vislumbrar-se na linha de chegada – que é o que aprendemos na quinta semana! Assim, tal qual conversamos na sexta semana, saia da sua zona de conforto e siga em busca do seu sonho. Passou no concurso? Parabéns! Preste atenção às dicas da sétima semana, na qual você aprendeu o conceito de melhoria contínua. Agora você sabe que o resultado alcançado não é o fim, apenas o começo de um novo capítulo na sua vida profissional. Lembre-se de se questionar sempre: o que eu posso fazer para ser um profissional ainda melhor?

Esse foi apenas um exemplo da aplicabilidade do *mind detox* nas demais áreas da vida. Substitua as palavras concurso público por outros sonhos – mudar de emprego, comprar uma casa, libertar-se de um vício etc. – e você vai ver como essa fórmula sempre faz sentido. Há tanto a ser aprendido e guardado, do mesmo modo que há tanto a ser conquistado!

Vigie seus pensamentos

Como falei por aqui antes, acredito no poder da atração. Tudo o que entra na nossa vida foi atraído por nós. Melhor, então, visualizar coisas positivas. Há inúmeras evidências científicas que comprovam quanto os pensamentos influenciam o nosso estado de saúde. O risco de ocorrer problemas cardíacos, de pressão arterial e de colesterol alto nas pessoas mais otimistas, por exemplo, é 50% menor do que nos mais pessimistas e tristes. Foi o que apontou uma revisão de duzentos estudos realizados sobre o tema, feita pela Universidade de Harvard, nos Estados Unidos, em 2012.[1]

Então, vigie seus pensamentos! O coach Paulo Vieira, um de meus mentores, diz que a pior forma de sabotagem são as "historinhas" que contamos para nós mesmos sobre os motivos que nos levam a fracassar. Veja se você já contou alguma delas! "Eu não consigo emagrecer porque meu metabolismo é muito lento"; "estou acima do peso porque venho de uma família em que todas as pessoas são assim, faz parte da minha genética"; ou "não como em excesso, o problema é minha estrutura óssea que é grande". Tudo isso, ou seja, justificar, reclamar, vitimizar-se, criticar ou culpar terceiros, na visão de Paulo Vieira, são apenas desculpas que inventamos para fugir da própria responsabilidade. É mais

1. "Protecting the heart with optimism". *Harvard Gazette*. Disponível em: <http://news.harvard.edu/gazette/story/2012/04/protecting-the-heart-with-optimism/>. Acesso em: 10 jul. 2017.

cômodo pensar dessa maneira do que tomar consciência de que temos, sim, o poder da mudança. Eu não poderia concordar mais.

Pois bem, você entendeu que não deve mais se esconder atrás dos próprios medos. Resgatou seu amor-próprio e, com criatividade, saiu de sua zona de conforto, finalmente. Aprendeu muito sobre alimentação saudável, mas, em especial, sobre a importância de unir o discurso à prática para manter tudo o que conquistou (ou está prestes a conquistar). Está pronto para ter uma nova postura em relação à vida, o que requer também a cabeça erguida. E estou falando no sentido literal. Uma vez que o corpo e a mente estão interligados, ao caminhar com uma postura cabisbaixa, como se fosse um derrotado, a tendência é se sentir fisiologicamente assim. O contrário, portanto, é igualmente verdadeiro: ao se "impor" com a cabeça ereta, vai ganhar autoconfiança.

Essa é a teoria da psicóloga Amy Cuddy, professora da Harvard Business School, que fez um estudo (2010) sobre o tema, nos Estados Unidos.[2] Na pesquisa, realizada em parceria com a Universidade Columbia (Estados Unidos), após alguns minutos de peito aberto, tronco reto e queixo levantado, os participantes apresentaram um aumento de 19% do nível de testosterona (que é relacionado com a liderança) e uma redução de 25% de cortisol (associado com o estresse). Já entre aqueles de postura "para baixo" ocorreu o inverso: o cortisol aumentou (17%) e a testosterona diminuiu (10%). Em resumo, para a pesquisadora, sua linguagem corporal molda quem você é. Este foi, aliás, o título da palestra que ela realizou nos Estados Unidos, em 2012, para o TED (organização sem fins lucrativos que promove apresentações sobre temas relevantes, no mundo inteiro, cuja sigla é o acrônimo, em inglês, para *technology, entertainment and design*), hoje com aproximadamente 42 milhões

---

2. "Power posing: fake it until you make it". *Working Knowledge*. Disponível em: <http://hbswk.hbs.edu/item/power-posing-fake-it-until-you-make-it>. Acesso em: 10 jul. 2017.

de visualizações na internet[3] e que deu origem ao livro *O poder da presença* (2016). Faço uma analogia dessa importante descoberta com o emagrecimento. Se a pessoa que está acima do peso anda de barriga solta, sem elegância, praticamente se "arrastando", acredito que ela tende a se cuidar menos também. Porque, fisiologicamente, é provável que se sinta derrotada, o que vai colaborar para que sequer tente aderir a uma dieta saudável. "Não tenho jeito mesmo", pode pensar. Por isso, recomendo aos meus pacientes que mudem de postura para que, então, mudem o jeito de pensar/sentir/agir. Quando você se sentir empoderado e com orgulho de si, entenderá que merece todos os cuidados de que estamos falando aqui e, portanto, jamais deixará a comida "mandar" em você.

Razões para celebrar

As falhas devem servir de aprendizado, de reforço, pois os fracassos de hoje abreviam o caminho para o sucesso de amanhã. Então, que tal, a partir de agora, voltar suas energias ao que você ganha no lugar de pensar apenas no que perde? Em vez de reclamar do que não deve comer, enquanto estiver de dieta, valorize os inúmeros outros alimentos saudáveis que tem à disposição para saciar a fome. Se for difícil acordar cedo para treinar, pense no investimento que essa atividade tão simples representa para a sua saúde ao longo do tempo. Será muito mais gostoso passar a velhice com qualidade de vida, não acha? Ou, ainda, drible a preguiça de cozinhar envolvendo toda a família na

---

3. "Sua linguagem corporal molda quem você é". *TED Ideas Worth Spreading*. Disponível em: <https://www.ted.com/talks/amy_cuddy_your_body_language_shapes_who_you_are?language=pt-br>. Acesso em: 10 jul. 2017.

atividade. Além de se alimentar melhor, vocês também vão fortalecer os vínculos familiares no dia a dia.

Em suma, o que estou tentando mostrar é que, muitas vezes, o emagrecimento é mero detalhe. Tudo o que você vai ganhar ao passar pelo *mind detox* – longevidade, bom humor e autoconfiança, só para citar alguns benefícios – certamente vai lhe trazer tantas ou mais razões para sorrir do que o número na balança. E o melhor de tudo é que o número vai baixar, porque você vai renovar seus hábitos com consistência. Isso me traz a lembrança de uma paciente que esteve em meu consultório pela primeira vez, há dois anos. Seu nome fictício é Vanessa, ela tinha 38 anos e estava tentando engravidar. Depois de passar por um longo processo de reprodução assistida, engordou cerca de dez quilos em virtude do tratamento hormonal a que foi submetida. Em uma de nossas primeiras conversas, ela confessou que, mais do que os quilos em excesso, estava arrasada por não conseguir engravidar. Então, confrontei-a:

– Você quer ter uma barriga de grávida ou quer ser mãe? Porque são duas coisas diferentes. Pelo que está me contando, sonha com a gravidez, dia e noite. Os nove meses, no entanto, são apenas o caminho para chegar até o seu verdadeiro objetivo, ou seja, a maternidade. Por isso, para alcançá-lo você tem de pensar adiante. Tente visualizar-se no "topo da montanha" – recomendei. – Ou seja, com o seu bebê nos braços, sentindo o toque, o rosto, o cheiro dele, e assim por diante.

Vanessa refletiu bastante e resolveu mudar a maneira de encarar o problema, direcionando suas energias e seus pensamentos para além da gravidez. Continuou a dieta para emagrecer e, para a surpresa de muitos, engravidou naturalmente alguns meses depois. Logo, como a barriga que Vanessa tanto almejava, tenha em mente que emagrecer é apenas uma etapa. Ela se apegava ao desejo de estar grávida e não ao de ser mãe – e essa ansiedade pode, de fato, interferir no sucesso da concepção. A situação se reverteu quando conseguiu enxergar o que realmente desejava, quando conseguiu se visualizar como mãe. Da mesma forma, no processo de *mind detox*, mais importante do que focar o emagrecimento por si só é pensar em tudo o que você vai receber em troca com essa transformação de hábitos. Do mesmo modo que a maternidade, os ganhos serão para a vida inteira. A gravidez é só uma passagem para chegar à versão mãe, assim como o processo de emagrecimento é uma passagem para chegar a um novo modelo de vida.

Atualmente, Vanessa está programando a festa do primeiro aniversário da filha. Depois de todo o seu processo, você também terá motivos para comemorar! Como diz um trecho daquela música de Ana Vilela, *Trem-bala*, "é sobre escalar e sentir que o caminho te fortaleceu". Mesmo que ainda esteja dando os primeiros passos rumo ao seu objetivo, comemore – e agradeça – todos os dias por, hoje, estar consciente do que quer, do que precisa e/ou falta para conseguir, e do que vai ganhar ao chegar lá.

E sinta-se orgulhoso por estar no controle da sua vida.

Colocando a mão na massa

Panelas e demais utensílios à mão, chegou o momento de rechear sua vida com nutrição, saúde e sabor. As receitas estão divididas em: bebidas, guarnições, pratos salgados e acompanhamentos, sopas e molhos, sobremesas e lanches funcionais. Todas levam ingredientes nutritivos que conferem aquele toque a mais no preparo. Algumas são releituras de pratos clássicos, mas igualmente saborosos.

BEBIDAS

Suco de abacaxi e gengibre

Ingredientes:

200 ml de água;

½ maçã com casca;
1 rodela grossa de abacaxi;
1 rodela de gengibre.

Modo de fazer:

Bata todos os ingredientes no liquidificador. O ideal é consumir o suco sem coar.

Suco de agrião com laranja

Ingredientes:

1 punhado de agrião;
1 cenoura pequena cortada em pedaços;
1 rodela (2 cm) de gengibre;
200 ml de suco de laranja;
suco de 1 limão.

Modo de fazer:

Bata todos os ingredientes no liquidificador. Beba sem coar.

Suco de vitamina C

Ingredientes:

200 ml de água de coco;
20 acerolas;

suco de 1 laranja;
2 morangos.

Modo de fazer:

Bata bem todos os ingredientes no liquidificador e tente beber sem coar.

Suco verde com brócolis

Ingredientes:

suco de 1 limão;
$^{2}/_{3}$ de xícara (chá) de brócolis;
3 folhinhas de hortelã fresca;
200 ml de água de coco (ou água).

Modo de fazer:

Bata bem todos os ingredientes no liquidificador e tente beber sem coar.

Suco vermelho detox

Ingredientes:

200 ml de suco de tomate;
25 ml de suco de limão;

2 gotas de molho de pimenta (a gosto);
água com gás.

Modo de fazer:

Misture todos os ingredientes e sirva em copos de vidro com pedras de gelo.

Refrigerante saudável

Ingredientes:

½ xícara (chá) de chá gelado de maçã;
lascas de canela em pau;
1 colher (sopa) de purê de maçã*;
½ copo (americano) de água com gás gelada;
cubos de gelo.

Modo de fazer:

Cozinhe a maçã com água até que fique igual a um purê. Misture todos os ingredientes em um copo grande e sirva em seguida, para não perder o gás. Caso queira um sabor mais adocicado, coloque adoçante ou um pouco de mel.

* Misture a maçã com água até que fique com a textura de um purê.

Chá verde com limão, mel e gengibre

Ingredientes:

2 colheres (sopa) de chá verde;
500 ml de água;
suco de limão a gosto;
gengibre a gosto;
mel.

Modo de fazer:

Aqueça a água, sem deixar ferver. Quando as primeiras bolhas aparecerem, desligue o fogo. Adicione o chá verde e cubra a vasilha, deixando em infusão por cerca de três minutos. Misture o suco de limão, acrescente um pouco de gengibre ralado e um pouquinho de mel. Está pronto para servir.

Chá de gengibre detox

Ingredientes:

2 colheres (sopa) de gengibre ralado;
500 ml de água;
½ limão fatiado com casca.

Modo de fazer:

Coloque o gengibre ralado e o meio litro de água para ferver durante cinco minutos, depois cubra a chaleira ou leiteira com um pano ou prato e deixe que ele descanse por mais cinco minutos. Em seguida, coloque a mistura no liquidificador e bata com o limão. O ideal é consumir no mesmo dia (quente ou gelado), pois o limão com casca deixa a bebida meio amarga com o tempo.

Chá termogênico de canela e gengibre

Ingredientes:

3 canelas em pau;
500 ml de água;
20 g de gengibre;
10 cravos.

Modo de fazer:

Ferva a água e adicione a canela e o cravo, deixe ferver por mais cinco minutos. Apague o fogo e acrescente o gengibre. Reserve-o e consuma quente.

GUARNIÇÕES, PRATOS PRINCIPAIS E ACOMPANHAMENTOS

Arroz de couve-flor

Ingredientes:

1 couve-flor pequena (ou metade de uma grande);

1 colher (sobremesa) de óleo de coco (ou azeite de oliva ou manteiga *ghee*);

2 colheres (sopa) de cebola ralada;

1 pitada de sal marinho.

Modo de fazer:

Corte os floretes da couve-flor e lave-os bem. Para deixar a couve-flor com aparência de "arroz", há três maneiras: no processador, no liquidificador ou no ralo grosso. Basta triturar bem a couve-flor crua até que ela fique com aspecto de grãos. Coloque o óleo de coco e a cebola em uma panela e deixe murchar. Acrescente a couve-flor processada e refogue. Mexa de vez em quando. Não é preciso acrescentar água. Em poucos minutos, ela estará cozida. Acerte o sal e sirva.

Arroz sete grãos com açafrão

Ingredientes:

1 xícara (chá) de arroz sete grãos;
1 colher (sopa) de azeite de oliva extravirgem;
1 colher (sobremesa) de açafrão;
1 dente de alho;
2 colheres (sopa) de cheiro-verde picado;
1 colher (sopa) de alho-poró;
6 tomates secos;
1 colher (chá) de sal marinho;
3 xícaras (chá) de água fervendo.

Modo de fazer:

Em uma panela, refogue o alho-poró e o alho no azeite de oliva. Acrescente o arroz, o açafrão e, em seguida, a água fervendo. Deixe cozinhar em fogo médio com a tampa cobrindo parcialmente a panela. Depois de cozido o arroz, acrescente o tomate seco em fatias. Misture delicadamente os ingredientes e salpique cheiro-verde no final.

Alcachofra ao molho siciliano

Ingredientes:

2 alcachofras frescas inteiras;
suco de 1 limão siciliano;

1 xícara (chá) de queijo *cottage*;

2 colheres (sopa) de leite desnatado;

raspas do limão siciliano;

½ colher (chá) de páprica doce.

Modo de fazer:

Corte os talos rentes à base de cada alcachofra. Corte cerca de 2 cm do topo da alcachofra e apare a ponta das folhas. Corte cada alcachofra em quatro partes. Retire algumas das folhas centrais e os fiapos de cada pedaço. Pincele com suco de limão para evitar que escureçam. Arrume os pedaços de alcachofra numa travessa, com o coração virado para a borda. Cubra com filme plástico e faça alguns furos. Asse no microondas em potência alta por dez minutos, ou até que a alcachofra esteja macia. Deixe descansar, coberto, por cinco minutos. No processador ou no liquidificador, junte o queijo *cottage*, o leite desnatado, a páprica e as raspas de limão. Processe até obter uma mistura homogênea. Transfira a mistura para uma tigela pequena. Sirva a alcachofra acompanhada do molho.

Frango crocante funcional

Ingredientes:

½ kg de filé de frango;

1 xícara (chá) de aveia;

2 dentes de alho;

1 colher (chá) de curry;

2 unidades de clara de ovo;

100 ml de leite desnatado;
suco de 1 limão;
1 colher (café) de sal marinho;
4 ramos de alecrim;
1 colher (chá) de páprica.

Modo de fazer:

Tempere os filés de frango com o sal, o suco de limão, o alho, o alecrim e o curry. Reserve. Misture a aveia com a páprica. Em outro recipiente, misture as claras e o leite desnatado. Passe os filés no leite com claras e, em seguida, na aveia com páprica. Arrume os filés em um refratário ou em uma assadeira antiaderente e leve ao forno médio até que fiquem dourados.

Salmão com ervas

Ingredientes:

2 postas de salmão, sem pele (de 250 g cada);
sal a gosto;
suco de ½ limão;
3 colheres (sopa) de manteiga sem sal;
ervas finas a gosto.

Modo de fazer:

Tempere as postas do salmão (sem a pele) com sal a gosto, e deixe-as descansar por cerca de três minutos. Unte uma frigideira grande ou uma chapa com manteiga. Em seguida, coloque a manteiga e as ervas finas em uma panela e deixe a mistura aquecer até espumar. As postas de salmão devem ser grelhadas na frigideira ou chapa, viradas e pressionadas. Em seguida, adicione o molho de ervas finas, da panela, sobre as postas de salmão.

Yakissoba *de vitaminas*

Ingredientes:

2 colheres (sopa) de óleo de gergelim;
150 g de alcatra (miolo) cortada em tiras;
200 g de filé de frango cortado em tiras;
100 g de couve-flor em pedacinhos;
1 cenoura pequena cortada em rodelas finas;
1 xícara (chá) de acelga picada;
1 xícara (chá) de brócolis;
1 cebola média cortada em cubos;
100 g de champignon;
200 g de macarrão *shirataki*;
½ xícara (chá) de *shoyu* light.

Modo de fazer:

Cozinhe todos os legumes na água com sal. Reserve. Numa panela antiaderente, coloque o óleo de gergelim, doure a carne e o frango. A seguir, adicione a couve-flor, a cenoura, o brócolis, a cebola, o champignon e, por último, o macarrão, pré-cozido, e o *shoyu*.

Panqueca verde

Ingredientes:

1 copo (americano) de farinha de aveia;
1 copo (americano) de leite de arroz;
1 ovo;
1 xícara (chá) de espinafre cru (lavado e higienizado);
óleo de coco para untar.

Modo de fazer:

Bata bata o ovo, a farinha, o leite e o espinafre no liquidificador. Aqueça a frigideira untada com óleo de coco. Despeje um pouco da massa, tomando cuidado para não ficar muito grossa. Cozinhe dos dois lados. Repita o processo até acabar a massa. Coloque o recheio de sua preferência e cubra com o molho que desejar.

Quiche de shiitake

Ingredientes para a massa:

2 xícaras (chá) de farinha de grão-de-bico;
½ xícara (chá) de farinha de linhaça;
2 colheres (sopa) de óleo de coco;
sal verde;
água na temperatura ambiente para dar a liga.

Ingredientes para o recheio:

300 g de *shiitake* em tiras;
1 cebola em fatias;
100 g de tomate-cereja;
200 g de requeijão light.

Modo de fazer:

Coloque todos os ingredientes da massa em uma tigela e amasse com as mãos até virar uma bola. Tempere a gosto: você pode utilizar pimenta-do-reino e especiarias. Acomode a massa em uma forma de fundo removível (não precisa untar). Leve ao forno a 180 °C por quinze minutos. Enquanto a massa estiver assando, prepare o recheio: refogue o *shiitake* no óleo de coco, acrescente a cebola, refogue mais um pouco e acrescente o tomate-cereja. Recheie a torta com o requeijão e o refogado. Leve ao forno a 180 °C por mais dez minutos.

Farofa de quinoa

Ingredientes:

½ xícara (chá) de quinoa em grãos;
4 colheres (sopa) de óleo de coco;
1 cebola picada;
1 dente de alho picado;
1 cenoura ralada;

50 g de castanhas picadas;
50 g de damasco;
1 ramo de salsa picada.

Modo de fazer:

Cozinhe a quinoa até que os grãos amoleçam. Escorra e reserve. Em outra panela, aqueça o óleo de coco e refogue o alho e a cebola, até que a cebola doure. Aproveite o alho levemente refogado e acrescente os demais ingredientes (com exceção da salsa e da quinoa), misturando bem, para que fique uniforme. Desligue o fogo e misture a quinoa e a salsa, servindo em seguida. Pode ser servida fria.

Salada no pote

Ingredientes:

folhas (repolho, alface, espinafre ou outras de sua preferência);
milho, brócolis, tomate, sementes, frutas, queijo branco;
cenoura, rabanete, pepino, vagem, grão-de-bico;
molho e temperos de sua preferência.

Modo de fazer:

Para montar a salada, coloque em um pote de vidro de tamanho razoável os ingredientes, de baixo para cima, começando com o molho e os temperos; em seguida, faça camadas com os demais ingredientes de acordo com a lista, deixando as folhas por cima. Tampe o pote e pronto!

Uma refeição saudável, prática e que pode ser levada até para o trabalho.

Guacamole

Ingredientes:

1 abacate maduro picado;
2 tomates em cubos sem sementes;
1 cebola picada;
1 pimenta dedo-de-moça picada sem sementes;
2 colheres (sopa) de suco de limão;
2 colheres (sopa) de azeite de oliva extravirgem;
3 colheres (sopa) de coentro picado;
sal rosa ou sal marinho a gosto.

Modo de fazer:

Em um recipiente, amasse o abacate e misture os demais ingredientes; sirva em seguida.
Além de acompanhar os tradicionais nachos, o guacamole pode ser servido com salada ou como recheio de tapioca.

Suflê de cenoura

Ingredientes:

4 cenouras cozidas;
1 colher (sopa) de manteiga *ghee*;

1 cebola média ralada;

sal a gosto;

1 copo (americano) de leite vegetal;

1 colher (sopa) de farinha de arroz;

1 colher (sopa) de farinha de aveia;

100 g de queijo ricota picado;

3 claras e gemas separadas.

Modo de fazer:

Em um recipiente, amasse as cenouras e reserve. Em uma panela, coloque a manteiga e a cebola até dourá-la; dissolva a farinha no leite e as gemas, e coloque na panela. Junte o queijo picado e o sal, e deixe engrossar. Desligue o fogo e misture a cenoura amassada. Reserve. Bata as claras em neve e adicione aos outros ingredientes; coloque em um refratário untado com margarina e leve ao forno até gratinar. Sirva em seguida.

SOPAS

Caldinho de feijão funcional

Ingredientes:

½ kg de feijão *azuki*;

água suficiente para cozinhar;
2 folhas de louro;
1 colher (sopa) de azeite;
2 cebolas roxas picadas;
2 dentes de alho picado;
1 colher (sobremesa) de gengibre ralado;
sal e pimenta-do-reino a gosto;
cebolinha picada a gosto.

Modo de fazer:

Coloque o feijão de molho por oito horas. Despreze a água. Cozinhe o feijão na panela de pressão com água e as folhas de louro por quinze minutos. Espere o feijão esfriar e bata no liquidificador. Depois, em uma panela, aqueça o azeite e refogue a cebola e o alho. Adicione o feijão batido, tempere com gengibre, sal e pimenta-do-reino. Finalize com a cebolinha picada e sirva em seguida com um fio de azeite.

Sopa fria detox

Ingredientes:

¼ unidade de abóbora japonesa (com casca) cozida picada;
1 colher (sopa) de cebolinha picada;
1 tomate sem pele picado;
2 folhas de couve picadas;
½ cebola cozida picada;

1 colher (chá) de lascas de gengibre;
1 colher (chá) de sal rosa.

Modo de fazer:

Coloque todos os ingredientes no liquidificador e bata até ficar homogêneo. Se precisar, separe em duas porções para bater melhor. Finalize com folhas de manjericão. Deixe na geladeira por uma hora e está pronta.

Sopa de lentilha com manjericão

Ingredientes:

½ xícara (chá) de lentilha;
2 xícaras (chá) de couve-flor;
2 cebolas pequenas;
2 dentes de alho;
1 colher (sopa) de azeite;
8 a 10 folhas de manjericão fresco.

Modo de fazer:

Cozinhe a lentilha e a couve-flor com água. Em uma frigideira, refogue a cebola no azeite; bata no liquidificador a água de cozimento, um fio de azeite e o manjericão fresco. Acrescente uma concha do que foi batido no liquidificador ao refogado e mexa por uns instantes. Adicione o restante da sopa. Ajuste o sal e coloque ervas a gosto.

MOLHOS

Molhinho com alho para salada

Ingredientes:

3 dentes de alho;

5 colheres (sopa) de azeite extravirgem;

1 colher (sopa) de vinagre de maçã;

1 colher (sopa) de salsa picada;

1 colher (café) de sal marinho;

pimenta-do-reino a gosto.

Modo de fazer:

Bata o azeite com o vinagre e acrescente o sal e a pimenta. Reserve. À parte, pique o alho bem miudinho e junte com a salsa picada e com os demais ingredientes. Mantenha trinta minutos na geladeira para acentuar o sabor.

Molho de maracujá

Ingredientes:

½ xícara (chá) de água;

1 colher (sopa) de amido de milho;

1 colher (sopa) de *shoyu* light;

1 maracujá.

Modo de fazer:

Retire a polpa do maracujá, junte à água e ao amido de milho em uma panela e leve ao fogo até engrossar. Retire do fogo e acrescente o *shoyu*.

Pode ser servido sobre um filé de frango grelhado ou em uma salada, basta esfriar.

Molho de tomate caseiro

Ingredientes:

1 kg de tomate do tipo italiano ou comum, bem maduro;

2 cebolas médias cortadas em pedaços grandes;

4 dentes de alho;

1 xícara (chá) de salsinha;

4 ramos de manjericão;

1 colher (chá) de sal;

1 colher (chá) de pimenta-do-reino moída (opcional);

½ xícara (chá) de água.

Modo de fazer:

Corte os tomates ao meio e retire as sementes e a parte branca. Corte cada metade do tomate ao meio novamente. No liquidificador, coloque a água e bata os tomates, incluindo os pedaços aos poucos. Junte todos os demais ingredientes e bata. Leve o molho em uma panela ao fogo médio por cerca de vinte minutos.

O molho está pronto para ser utilizado ou congelado.

SOBREMESAS E LANCHES FUNCIONAIS

Bolo de alfarroba

Ingredientes:

250 g de biomassa de banana verde;

5 ovos;

5 colheres (sopa) de açúcar de coco;

5 colheres (sopa) de alfarroba;

100 g de castanhas-do-pará (ou nozes) picadas;

2 colheres (sopa) de fermento em pó.

Modo de fazer:

Bata a biomassa com os ovos. Em uma tigela, adicione a alfarroba, o açúcar, o fermento e a mistura batida. Por último, acrescente as castanhas. Despeje em uma forma untada e leve ao forno em temperatura média de 180 °C a 200 °C por 25 minutos.

Brigadeiro fit de batata-doce

Ingredientes:

1 e ½ xícara (chá) de leite de amêndoas;
6 colheres (sopa) de chocolate amargo ralado (mínimo 50% cacau);
1 colher (sopa) de farinha de coco;
1 colher (sopa) de farinha de arroz;
1 e ½ xícara de batata-doce cozida e amassada.

Modo de fazer:

Em uma panela, antes de levar ao fogo, misture o leite, a farinha de arroz, a farinha de coco e o chocolate ralado. Quando estiver homogêneo (sem bolinhas de farinha), adicione a batata-doce e leve ao fogo. Mexa bem até desgrudar do fundo da panela. Leve à geladeira até que fique bem gelado e faça as bolinhas. Para finalizar, passe-as nas raspas de chocolate.

Pudim de chia detox

Ingredientes:

200 ml de leite de coco natural*;
2 tâmaras desidratadas;
1 colher (café) de extrato de baunilha ou sementes de fava de baunilha natural;
3 colheres (sopa) de chia;
morangos.

Modo de fazer:

Bata o leite de coco com as tâmaras e a baunilha. Coloque a mistura em um pote de vidro e adicione a chia. Depois, mexa bem e deixe na geladeira por pelo menos uma hora.

Pode ser feito à noite para comer de manhã. Antes de consumir, coloque morangos fatiados por cima.

* O leite de coco pode ser feito em casa, com coco seco. Bata a polpa do coco no liquidificador com 4 xícaras (chá) de água fervente. Depois, é só coar com um pano bem fino e está pronto para ser utilizado.

Salada de frutas com linhaça

Ingredientes:

1 maçã grande;

2 bananas;

½ mamão formosa;

5 morangos;

4 fatias de abacaxi;

3 colheres de linhaça;

suco de 1 limão.

Modo de fazer:

Pique todas as frutas em pedacinhos. Regue com o suco de limão para evitar que as bananas escureçam. Se quiser dar um sabor mais adocicado, acrescente um pouco de mel ou melado de cana. Junte a linhaça e está pronta para servir.

Muffin de brócolis

Ingredientes:

1 xícara (chá) de brócolis cozidos no vapor;

2 ovos batidos;

½ xícara (chá) de creme de ricota light ou queijo *cottage* sem lactose;

½ tomate picado em cubos;

½ cebola ralada;

1 dente de alho;

orégano, sal e pimenta rosa a gosto.

Modo de fazer:

Bata no liquidificador as claras, a cebola, o alho e o creme de ricota light (ou *cottage*). Coloque a massa (fica bem líquida) em um refratário único ou divida-a em várias forminhas de *cupcake*. Depois, acrescente os pedaços de brócolis cozidos, os cubos de tomate e alguns grãos da pimenta rosa. Ao final, polvilhe com o orégano. Leve ao forno preaquecido (180 °C) de 25 a 30 minutos ou até dourar.

Coxinha fit

Ingredientes para a massa:

100 g (1 copo americano) de aipim ou de batata-doce, cozidos;
100 g de frango cozido desfiado;
80 g (8 colheres de sopa rasas) de farinha de aveia sem glúten ou de quinoa ou de amaranto;
1 ovo inteiro;
farinha de rosca sem glúten para empanar.

Ingredientes para o recheio:

100 g de frango cozido desfiado;
½ xícara (chá) de molho de tomate natural;
⅓ de cebola picada;
1 dente de alho amassado;
1 colher (sopa) de azeite;
pimenta e sal rosa a gosto.

Modo de fazer:

Para fazer a massa, bata no liquidificador o aipim (ou a batata-doce), o ovo e o frango. Despeje a mistura em uma bacia e adicione a farinha de sua preferência e misture até que a massa fique homogênea. Reserve. Refogue no azeite a cebola, o alho e o tomate. Adicione o frango desfiado, o molho de tomate, o sal e a pimenta, e deixe ferver até que o molho seque um pouco. Pegue a massa reservada, forme bolinhas, faça um buraco no meio e recheie-as.

Em seguida, feche-as em formato de coxinha. Empane-as na farinha de rosca sem glúten e leve ao forno preaquecido a 180 °C por cerca de trinta minutos ou até que fiquem douradas.

Shake de colágeno

Ingredientes:

200 ml de água;

1 banana congelada;

1 colher (sopa) de aveia em flocos;

1 dose de colágeno hidrolisado em pó sem sabor;

1 colher (sobremesa) de cacau em pó.

Modo de fazer:

Bata tudo no liquidificador até ficar bem cremoso.

Vitamina de maçã

Ingredientes:

300 ml de leite vegetal (amêndoas ou castanha);

1 maçã com casca;

1 colher (sopa) rasa de linhaça;

1 colher (chá) de farelo de aveia;

açúcar de coco a gosto;

5 pedras de gelo.

Modo de fazer:

Lave bem a maçã e pique-a. Coloque todos os ingredientes no liquidificador e bata bem.

Vitamina de manga

Ingredientes:

1 xícara (chá) de leite de arroz;
½ manga picada;
1 colher (sobremesa) de açúcar de coco;
1 colher (sopa) de linhaça dourada;
cubos de gelo.

Modo de fazer:

Bata todos os ingredientes no liquidificador e sirva em seguida.

Geleia de uva light

Ingredientes:

1 kg de uva preta;
240 ml de água quente;
1 colher (sopa) de suco de limão;
2 colheres (sopa) de adoçante culinário (estévia ou xilitol).

Modo de fazer:

Higienize as uvas, separando-as dos cachos. Em uma panela, misture-as com a água, leve ao fogo alto e deixe ferver por 20 minutos. Durante o tempo de cozimento, vá amassando as uvas. Bata em um liquidificador, passe por uma peneira para extrair o máximo da polpa, raspe com colher a parte de baixo da peneira. Leve novamente ao fogo médio, acrescente o adoçante e o suco de limão, sempre mexendo, por mais 35 minutos ou até obter a consistência desejada. Conserve a geleia na geladeira, dentro de frasco esterilizado.

Geleia de goji berry *e chia*

Ingredientes:

1 xícara (chá) de *goji berry*;

½ xícara (chá) de amora;

1 colher (sopa) de sementes de chia;

2 colheres (sopa) de biomassa de banana verde;

½ xícara (chá) de adoçante culinário.

Modo de fazer:

Deixe a *goji berry* de molho na água. Leve uma panela ao fogo e acrescente as amoras, o adoçante culinário e a biomassa de banana verde (que deve estar aquecida e amolecida antes de ir para a panela). Misture durante alguns minutos. Quando a amora começar a se desfazer, adicione a goji berry já escorrida; e quando os ingredientes estiverem homogêneos, desligue o fogo e amasse tudo com um mixer de mão ou com o auxílio de um garfo. Passe a geleia para uma tigela ou travessa. Despeje as sementes de chia no recipiente e misture-as com a ajuda de uma colher. Dura até quatro dias na geladeira.

Recheio fit para tapioca doce

Ingredientes:

8 uvas sem caroços;
1 tablete pequeno de chocolate amargo (cerca de 50 g);
1 colher (chá) de óleo de coco;
5 folhas de hortelã.

Modo de fazer:

Higienize as uvas e corte-as ao meio. Reserve. Derreta o chocolate amargo com o óleo de coco. Após preparar a tapioca, passe o chocolate com óleo de coco, disponha as uvas e coloque as folhas de hortelã rasgadas. Sirva em seguida.

Iogurte de kefir

Ingredientes:

½ l de leite (pode ser o vegetal);
1 colher (sopa) de grãos de kefir.

Modo de fazer:

Use apenas utensílios de vidro e de plástico para manipular o kefir. Acrescente o leite sobre o kefir em um recipiente. Se usar leite vegetal, coloque um pouco de açúcar de coco para ajudar a fermentar. Cubra o recipiente com um pano e conserve em local escuro à temperatura ambiente. Deixe por 24 horas em repouso. Coe para separar o líquido dos grãos de kefir (que podem ser aproveitados novamente). Se quiser que o iogurte fique mais consistente, deixe algumas horas na geladeira. Dificilmente você encontrará no Brasil os grãos de kefir para comprar, mas existem grupos on-line que dispõem dos grãos para compartilhar.

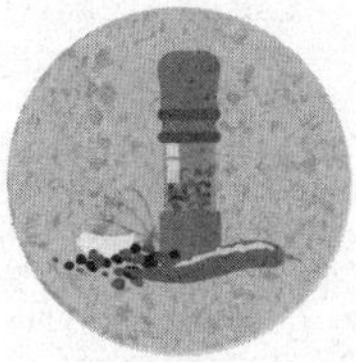

Plantas medicinais, fitoterápicos e ervas aromáticas favoráveis ao emagrecimento

Temos o conceito de que algo natural não pode nos fazer mal. Há sempre uma avó ou um parente que conhece alguma plantinha para curar os males que nos afligem. Contudo, devemos ser cautelosos, pois até o que é natural pode acabar prejudicando a nossa saúde quando usado indevidamente. Por isso, resolvi apresentar uma série de plantas medicinais, ervas aromáticas e medicamentos fitoterápicos que podem, de fato, auxiliar no emagrecimento. Use-os com moderação e, principalmente, com o aval do seu médico, ok?

Plantas medicinais

A utilização de plantas como tratamento, cura e prevenção de doenças talvez seja uma das mais antigas formas conhecidas de prática medicinal. São chamadas de plantas medicinais aquelas capazes de aliviar ou curar enfermidades. As formas de preparo variam muito, algumas devem ser cozidas, outras preparadas como chás ou óleos essenciais, ou, ainda, misturadas à comida. Elas costumam ser usadas para tratar resfriados e gripes, dores de cabeça, distúrbios gastrintestinais, úlceras estomacais, ansiedade, problemas respiratórios, doenças de pele ou fadiga. Temos, no entanto, uma diversidade enorme de plantas cuja ingestão pode causar efeitos diferentes. Assim, devemos estar conscientes de que muitas apresentam substâncias tóxicas que podem ser prejudiciais ao organismo. Agora que você sabe os benefícios (e os riscos) das plantas medicinais, confira uma lista das que são reconhecidas pela Agência Nacional de Vigilância Sanitária (Anvisa), com suas aplicações.

- ALECRIM (*Rosmarinus officinalis*): o alecrim é utilizado para combater distúrbios circulatórios, como antisséptico e cicatrizante (via tópica). A infusão pode ser ingerida no combate de distúrbios digestivos e como anti-inflamatório.
- ARNICA (*Arnica montana*): a arnica é bastante popular no tratamento de edemas (inchaço) e hematomas (manchas roxas) causados por traumas, torções, contusões, fraturas.
- BABOSA (*Aloe vera*): as folhas contêm uma polpa viscosa com propriedades hidratante e cicatrizante, é muito utilizada em afecções de pele e para hidratar os cabelos.
- BARBATIMÃO (*Stryphnodendron adstringens*): a planta tem propriedades cicatrizantes e antissépticas, e seu chá pode ser aplicado topicamente (em compressas) para tratar lesões na pele e nas mucosas (bucal e genital).
- BOLDO-DO-CHILE (*Peumus boldus*): a boldina presente na planta estimula a secreção da bile e melhora a digestão. O

boldo-do-chile possui ação anti-inflamatória. Seu consumo habitual é na forma de chá das folhas.

- CALÊNDULA (*Calendula officinalis*): é utilizada para tratar inflamações e lesões, além de contusões e queimaduras. Tem potencial anti-inflamatório e pode ser usada para combater afecções da boca.
- CAMOMILA (*Matricaria recutita*): muito usada para aliviar cólicas intestinais. Tem propriedades calmantes, ajudando a combater quadros leves de ansiedade. Tem propriedades anti-inflamatórias.
- CAPIM-LIMÃO (*Cymbopogon citratus*): o chá de capim-limão é muito usado para combater insônia e ansiedade leves. Também é utilizado contra cólicas intestinais e uterinas.
- CARQUEJA (*Baccharis trimera*): é muito usada contra problemas de má digestão. A planta tem ainda propriedades diuréticas que ajudam a eliminar toxinas do organismo. Possui ação anti-inflamatória.
- CAVALINHA (*Equisetum arvense*): o chá de cavalinha é indicado para combater edemas (o famoso inchaço) por retenção de líquidos. Pessoas com insuficiência renal ou cardiopatas não devem utilizá-la.
- DENTE-DE-LEÃO (*Taraxacum officinale*): é bastante adotado no preparo de chás para aliviar distúrbios digestivos. Também tem ação diurética e estimulante do apetite.
- ERVA-DOCE (*Pimpinella anisum*): conhecida como anis, é indicada para dispepsia (problemas de digestão) e alívio de cólicas gastrintestinais. Tem ainda ação expectorante.
- EUCALIPTO (*Eucalyptus globulus*): é comumente utilizado no tratamento de bronquite e asma, pois promove a desobstrução

das vias aéreas. Tem ação expectorante, antisséptica e bactericida das vias áreas superiores.

- GUACO (*Mikania glomerata*): é notório pelos seus efeitos contra males respiratórios, trazendo alívio para os sintomas da bronquite, tosse e asma. As folhas da planta têm ação anti-inflamatória e antimicrobiana.
- GINSENG (*Panax ginseng*): é muito utilizado contra a fadiga e o estresse; promove o bem-estar geral. Melhora a circulação sanguínea.
- HORTELÃ-PIMENTA (*Mentha x piperita*): é indicada para aliviar cólicas, flatulências (gases) e problemas hepáticos. Não deve ser utilizada em casos de problemas hepáticos graves.
- MACELA-DO-CAMPO (*Achyrocline satureioides*): usada para combater sintomas da má digestão e cólicas intestinais. Tem propriedade calmante (pode ser usada como sedativo leve) e anti-inflamatória.
- MARACUJÁ (*Passiflora* spp.): a flor do maracujá (ou outras partes, dependendo da espécie), também conhecida como flor-da-paixão, é muito utilizada no tratamento de ansiedade e insônia.
- PICÃO (*Bidens pilosa*): utilizado no tratamento de icterícia, que causa coloração amarelada na pele por acúmulo de bilirrubina no organismo.
- QUEBRA-PEDRA (*Phyllanthus niruri*): das partes aéreas da planta é feito o chá utilizado para auxiliar na eliminação de cálculos renais (pedras nos rins) pequenos, daí o nome popular.
- SENE (*Senna alexandrina*): seu chá é indicado para constipação intestinal eventual, ou seja, que não seja relacionada com

outras condições, como obstrução intestinal, colite, constipação crônica, por exemplo.

- UNHA-DE-GATO (*Uncaria tomentosa*): o chá é utilizado para combater dores articulares (provocadas pela artrite e pela artrose) e musculares. Também tem ação anti-inflamatória.

Medicamentos fitoterápicos

Não é difícil confundir plantas medicinais com fitoterápicos, mas é importante saber que não são sinônimos. A Anvisa define os fitoterápicos como medicamentos obtidos de matéria-prima exclusivamente de origem vegetal cujos mecanismos de ação, eficácia e riscos para a saúde são conhecidos e avaliados cientificamente. O processamento da matéria-prima tem como finalidade eliminar as contaminações por microrganismos, agrotóxicos e substâncias estranhas, e padronizar a concentração de ativos para evitar dosagens incorretas. Além de ter a ação comprovada por estudos farmacológicos e toxicológicos, os fitoterápicos devem ser registrados na Anvisa/Ministério da Saúde antes de ser comercializados. Uma vez que são considerados medicamentos, seu uso necessita da orientação de um profissional de saúde, não custa lembrar.

Na prática clínica da nutrição, os fitoterápicos têm colaborado para a melhoria de quadros clínicos diversos, entre eles a obesidade. Sabemos que existem inúmeros fatores que levam à doença, como alimentação inadequada, estresse, alterações hormonais, sedentarismo, inflamações, entre outros. Logo, determinados fitoterápicos podem ser bons coadjuvantes para contornar algumas perturbações metabólicas e facilitar a batalha contra o ganho de peso. É importante salientar que eles não excluem uma alimentação adequada e a prática de atividade física – em outras palavras, isoladamente não fazem milagres! Conheça a seguir alguns fitoterápicos liberados pela Anvisa que têm sido utilizados em tratamentos para emagrecer.

- ALCACHOFRA: geralmente comercializada sob a forma de cápsulas ou chá. Tem ação diurética e combate a retenção de líquidos, além de inibir o apetite e ajudar no funcionamento intestinal.
- CHÁ VERDE: tem ação direta sobre o metabolismo, acelerando-o e promovendo a queima de gordura. Colabora para controlar os níveis de colesterol, facilita a digestão, ajuda a regular o intestino e a combater a retenção de líquido.
- CÁSCARA SAGRADA: pode ser consumida na forma de chá ou cápsula, ou como parte de fórmulas de manipulação. Possui efeito laxativo, dificilmente apresenta efeitos colaterais.
- SPIRULINA: auxilia no processo de emagrecimento por promover maior tempo de saciedade. Por conter antioxidantes, ajuda a reduzir os níveis de colesterol, além de ter uma boa quantidade de cálcio, ferro e betacaroteno.

Ervas aromáticas

As ervas aromáticas adotadas na culinária não apresentam efeitos medicinais tão expressivos quanto os fitoterápicos, pois estes são processados, purificados e estudados para determinados fins, como vimos anteriormente. Mesmo assim, algumas têm benefícios que vão além de conferir um sabor especial à comida quando consumidas com frequência.

Um deles, por exemplo, é ajudar na redução do consumo de sal, cujo excesso está associado com uma série de doenças, como hipertensão, cálculo renal e osteoporose. A lista a seguir tem a intenção de mostrar que existe uma variedade imensa de opções para temperar peixes, sopas, carnes e uma série de pratos. Muitas vezes, desconhecemos (ou ignoramos) o potencial das ervas de transformar a nossa refeição em uma experiência gastronômica sem igual.

- ALCARÁVIA (*Cuminum cyminum*): é conhecida como cominho. Suas sementes são utilizadas no preparo de pães e no tempero de sopas. O chá é usado no tratamento de problemas de má digestão.
- ALFAVACA (*Ocimum canum*): usada principalmente no preparo de sopas e molhos. Tem propriedades expectorantes, ação diurética, analgésica, antisséptica e antiespasmódica. Ajuda a controlar problemas de gases.
- CEBOLINHA (*Allium fistolosum*): muito utilizada como tempero para sopas, caldos e omeletes. Rica em flavonoides, possui propriedades anti-inflamatórias, bactericidas e antifúngicas. Contém altas concentrações de vitaminas E e C.
- CEREFÓLIO (*Anthriscus cerefolium*): erva condimentar indispensável na culinária francesa, é utilizada no preparo de legumes, aves, carnes, sopas, saladas etc. Tem propriedades digestivas, depurativas, diuréticas e estimulantes.
- COENTRO (*Coriandrum sativum*): muito presente na culinária mexicana e nordestina, tem lugar cativo em diversos pratos típicos. É rico em óleos que estimulam a boa saúde do sistema digestivo.

- ENDRO (*Anethum graveolens*): comumente utilizado para temperar picles, pode ser adotado em peixes, saladas e molhos. Tem ação antidiarreica, antiespasmódica, estimulante, expectorante, antisséptica e anti-inflamatória.
- ESTRAGÃO (*Artemisia dracunculus*): tempero típico da culinária francesa, é usado na preparação de picles, cozidos e saladas. O sabor lembra o de erva-doce. Seu chá é ótimo para aliviar cólicas menstruais.
- HORTELÃ (*Mentha spicata*): suas folhas são especialmente apreciadas como tempero para carnes, além de conferir sabor a sorvetes, frutas e sucos. O chá é bastante utilizado para combater enjoos e náuseas.
- LOURO (*Laurus nobilis*): em muitas casas, o louro no feijão não pode faltar, pode ser utilizado para temperar cozidos, guisados e sopas. O chá é indicado para aliviar gases. Tem ação anti-inflamatória.
- MANJERICÃO (*Ocimum basilicum*): presente em molhos, ou no preparo de aves e carne vermelha, pode ser utilizado em sopas e saladas. Seus óleos essenciais têm ação antibacteriana e anti-inflamatória.
- ORÉGANO (*Origanum vulgare*): famoso por ser o companheiro inseparável das pizzas, conta com mais de duzentos compostos antioxidantes que trazem uma série de benefícios na prevenção contra diversas doenças.
- SALSINHA (*Petroselinum* spp.): muito utilizada em uma série de pratos, conta com boas quantidades de vitamina C, cálcio, ferro e potássio. Tem ação diurética e anti-inflamatória, além de induzir a menstruação.

- SÁLVIA (*Salvia officinalis*): pode ser utilizada para temperar queijos, aves e outros pratos. Além da ação anti-inflamatória e cicatrizante, é usada para tratar problemas digestivos e ajudar a combater as "ondas de calor" da menopausa.
- TOMILHO (*Thymus vulgaris*): utilizado em sopas, guisados e diversos pratos à base de carne, tem ação expectorante, antisséptica, estimulante e vermífuga. Os óleos presentes na erva ajudam o processo digestivo.

Para continuar acompanhando a
doutora Liliane e se manter informado e motivado,
acesse as redes sociais dela.

www.doutoraliliane.com.br

@opperlife

@doutoraliliane

Além disso, poderá instalar, a partir da loja do
seu *smartphone*, o aplicativo que ela desenvolveu
especialmente pensando nos leitores dela.
Não deixe de aproveitar essa oportunidade!

OpperLife

Este livro foi impresso pela
Intergraf em papel norbrite 66,6 g.